U0325323

神经内科疾病与微创治疗

主编　秦文玲　耿振华　刘启仓　朱艳青

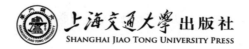

上海交通大学出版社
SHANGHAI JIAO TONG UNIVERSITY PRESS

内容提要

本书先从脑神经疾病、周围神经疾病、脑血管疾病、脊髓疾病、运动障碍性疾病、感染性疾病入手，对疾病的病因、临床表现、诊断与鉴别诊断、治疗、预后等方面进行了详细的阐述；后论述了神经系统疾病的手术治疗。本书可供神经内科及相关学科的从业人员参考学习，也可作为高等医学院校科研、教学参考使用。

图书在版编目（CIP）数据

神经内科疾病与微创治疗 / 秦文玲等主编. --上海：
上海交通大学出版社，2023.10
ISBN 978-7-313-27820-3

Ⅰ．①神… Ⅱ．①秦… Ⅲ．①神经系统疾病—显微外科学 Ⅳ.①R741

中国版本图书馆CIP数据核字（2022）第204255号

神经内科疾病与微创治疗
SHENJING NEIKE JIBING YU WEICHUANG ZHILIAO

主　　编：秦文玲　耿振华　刘启仓　朱艳青
出版发行：上海交通大学出版社
邮政编码：200030
印　　制：广东虎彩云印刷有限公司
开　　本：710mm×1000mm　1/16
字　　数：217千字
版　　次：2023年10月第1版
书　　号：ISBN 978-7-313-27820-3
定　　价：158.00元

地　　址：上海市番禺路951号
电　　话：021-64071208
经　　销：全国新华书店
印　　张：12.5
插　　页：2
印　　次：2023年10月第1次印刷

编委会

◎ 主 编

秦文玲（山东省日照市中医医院）

耿振华（山东省邹平市人民医院）

刘启仓（山东省菏泽曹州医院）

朱艳青（云南省第一人民医院）

◎ 副主编

刘朝来（山东省济宁市第一人民医院）

樊　涛（山东省庆云县人民医院）

张维娜（山东省莱州市人民医院）

　　随着社会经济的高速发展，人民生活水平的提高及生活方式的改变，神经系统疾病尤其是脑血管疾病的发病率逐年增高。神经系统疾病的高致残率与高致死率已严重危害人民健康与生活质量，给家庭及社会带来沉重负担。与此同时，分子生物学、细胞生物学、病理学技术和临床影像学的发展，以及循证医学研究的进一步深入，神经系统常见病的诊断和治疗在国际范围内日趋规范化，许多神经疾病的诊断率和治疗率已得到明显提高。然而，在临床实践当中，同一疾病在不同个体其临床特征和基础条件也不尽相同，处理需相应制订个体化的治疗方案。人又是一个整体，在诊断和治疗过程中不能把每个系统孤立起来，尤其是临床神经科学，涉及面广、病种复杂，一种疾病的诊断、治疗通常涉及多个学科。所以，神经内科医师需要博采众长，扩大知识面，方能与时俱进为患者提供更高质量的医疗服务。鉴于以上情况，我们特组织了一批具有丰富临床经验的神经内科专家及骨干，共同编写了《神经内科疾病与微创治疗》一书。

　　本书从临床诊疗和手术操作两方面进行了较为系统的阐述。先从脑神经疾病、周围神经疾病、脑血管疾病、脊髓疾病、运动障碍性疾病、感染性疾病入手，对疾病的病因、临床表现、诊断与鉴别诊断、治疗、预后等方面进行了详细的阐述；后论述了神经系统疾病的手术治疗。本书内容丰富，资料新颖，简明扼要，重点突出，思维严谨，结合了国内外最新临床研究成果，参考了众多国内外医学专著，具有科学性、先进性和实用性的特点，可供神经内科及相关学科的从业人员参考学习，也可作为高等医学院校科研、教学参考使用。

由于近年来神经科学发展迅速，知识更新较快，加之编者们临床经验有限，且编写时间较为仓促，书中若存在疏漏或不足之处，还望广大读者不吝指正，我们将不胜感激。

《神经内科疾病与微创治疗》编委会

2022 年 12 月

Contents 目录

第一章　脑神经疾病 ·· （1）

　　第一节　前庭神经元炎 ·· （1）

　　第二节　特发性面神经炎 ··· （5）

　　第三节　面肌痉挛 ·· （8）

　　第四节　三叉神经痛 ··· （11）

　　第五节　舌咽神经痛 ··· （16）

　　第六节　位听神经疾病 ··· （20）

　　第七节　多发脑神经损害 ··· （21）

第二章　周围神经疾病 ·· （25）

　　第一节　多发性周围神经病 ··· （25）

　　第二节　坐骨神经痛 ··· （31）

　　第三节　POEMS综合征 ·· （34）

　　第四节　吉兰-巴雷综合征 ·· （38）

　　第五节　慢性炎性脱髓性多发性神经病 ······························ （54）

第三章　脑血管疾病 ·· （57）

　　第一节　脑出血 ·· （57）

　　第二节　脑栓塞 ·· （77）

　　第三节　蛛网膜下腔出血 ··· （83）

第四章　脊髓疾病 ·· （97）

　　第一节　脊柱和脊髓结核 ··· （97）

第二节　急性脊髓炎 …………………………………………（101）

第三节　脊髓蛛网膜炎 ………………………………………（107）

第四节　脊髓空洞症 …………………………………………（111）

第五节　脊髓压迫症 …………………………………………（117）

第五章　运动障碍性疾病 ………………………………………（119）

第一节　帕金森病 ……………………………………………（119）

第二节　特发性震颤 …………………………………………（140）

第三节　亨廷顿病 ……………………………………………（143）

第四节　小舞蹈病 ……………………………………………（145）

第六章　感染性疾病 ……………………………………………（150）

第一节　脑蛛网膜炎 …………………………………………（150）

第二节　流行性脑脊髓膜炎 …………………………………（153）

第三节　结核性脑膜炎 ………………………………………（164）

第七章　神经系统疾病的手术治疗 ……………………………（176）

第一节　脑血管畸形手术 ……………………………………（176）

第二节　高血压脑出血手术 …………………………………（181）

第三节　缺血性脑血管病手术 ………………………………（186）

参考文献 …………………………………………………………（195）

第 一 章

脑神经疾病

第一节 前庭神经元炎

前庭神经元炎亦称为病毒性迷路炎、流行性神经迷路炎或急性迷路炎。常发生于上呼吸道感染后数天之内,临床特征为急性起病的眩晕、恶心、呕吐、眼球震颤和姿势不平衡。炎症仅限局于前庭系统,耳蜗和中枢神经系统均属正常,是一种不伴有听力障碍的眩晕病。

一、病因及发病机制

病因目前仍不明确,通常认为,前庭神经元炎患者发病前常有感染病史。Shimizu 等在57 例前庭神经元炎病例中测定血清各种病毒抗体水平,26 例显示病毒抗体效价升高达 4 倍以上,故推断此病与病毒感染有直接关系。Chen 等研究认为前庭神经元炎主要影响前庭神经上部,其支配水平半规管和前垂直半规管,而后垂直半规管和球囊的功能受前庭神经下部支配而不受影响。Goebel 等以解剖标本作研究认为,前庭神经上部的骨道相对较长,其和小动脉通过相对狭窄的通道,使前庭神经上部更易受到侵袭和可能起迷路缺血性损害。

另外,亦有报道认为,前庭神经遭受血管压迫或蛛网膜粘连,甚至可因内听道狭窄引起前庭神经缺氧变性而发病。Schuknecht 等(1981)认为,糖尿病可引起前庭神经元变性萎缩,导致眩晕反复发作。

二、病理生理

病理学研究显示,一些前庭神经元炎患者前庭神经切断后,可发现前庭神经有孤立或散在的退行性变和再生现象,神经纤维减少,节细胞空泡形成,神经内胶原沉积物增加。

三、临床表现

(1)本病多发生于中年人,两性发病率无明显差异。

(2)起病突然,病前有发热、上感或泌尿道感染病史,多为腮腺炎病毒、麻疹病毒及水痘-带状疱疹病毒引起。

(3)临床表现以眩晕最突出,头部转动时眩晕加剧,多于晚上睡醒时突然发作眩晕,数小时达到高峰,伴有恶心、呕吐,可持续数天或数周,多无耳鸣、耳聋,也有报道约30%病例有耳蜗症状;严重者倾倒、恶心、呕吐、面色苍白。可以一家数人患病,亦有集体发病呈小流行现象。该病一般可以自愈,可能为仅有一次的发作,或在过了12~18个月后有几次后续发作;每次后续发作都不太严重,持续时间较短。

(4)病初有明显的自发性眼震,多为水平性和旋转性,快相向健侧。

(5)前庭功能检查显示单侧或双侧反应减弱,部分病例痊愈后前庭功能恢复正常。

四、辅助检查

(1)眼震电图(ENG)可以客观记录一侧前庭功能丧失的情况,但ENG并非必要,因在急性期自发性眼震等客观体征有助于病变定侧,患者也难于耐受检查。

(2)可行听力检查排除听力损害。

(3)头颅磁共振成像(MRI),特别要注意内听道检查以排除其他诊断的可能性,如桥小脑角肿瘤,脑干出血或梗死。必要时行增强扫描。

五、诊断

根据感染后突然起病,剧烈眩晕,站立不稳,头部活动时加重,不伴耳鸣、耳聋。前庭功能检查显示单侧或双侧反应减弱,无耳蜗功能障碍;无其他神经系异常症状、体征;预后良好可诊断。

六、鉴别诊断

(一)内耳眩晕病

内耳眩晕病又称梅尼埃(Meniere)病。本病为一突然发作的非炎性迷路病变,具有眩晕、耳聋、耳鸣及眼震等临床特点,有时有患侧耳内闷胀感等症状。多为单耳发病,男女发病率无明显差异,患者多为青壮年,60岁以上老人发病罕见,近年亦有儿童病例报告。眩晕有明显的发作期和间歇期。发作时患者常不敢睁眼、恶心、呕吐、面色苍白、出汗甚至腹泻、血压多数偏低等一系列症状。本病病因学说甚多,如变态反应、内分泌障碍、维生素缺乏及精神神经因素等引起自主神经功能紊乱,因之使血管神经功能失调,毛细血管渗透性增加,导致膜迷路积水,蜗管及球囊膨大,刺激耳蜗及前庭感受器时,引起耳鸣、耳聋、眩晕等一系列临床症状。梅尼埃病的间歇期长短不一,从数月到数年,每次发作和程度也不一样。而听力随着发作次数的增加而逐渐减退,最后导致耳聋。

(二)位置性眩晕

眩晕发作常与特定的头位有关,无耳鸣、耳聋。中枢性位置性眩晕,常伴有特定头位的垂直性眼震,且常无潜伏期,反复试验可反复出现,呈相对无疲劳现象。外周性位置性眩晕,又称良性阵发性位置性眩晕,为常见的前庭末梢器官病变;亦称为管石症或耳石症;多数病例发病并无明显诱因,而可能的诱因则多见于外伤;眼震常有一定的潜伏期,呈水平旋转型,多次检查可消失或逐渐减轻,属疲劳性。预后良好,能够自愈。

(三)颈源性眩晕

由颈部疾病所致的眩晕。其特征是既有颈部疾病的表现,又有前庭及耳蜗系统受累的表现,冷热试验此类患者一般均为正常。其病因可能为颈椎病、颈部外伤、枕大孔畸形、后颈部交感神经综合征。颈椎病是椎动脉颅外段血流受阻的主要原因。由于颈椎骨刺及退行性关节炎、椎间盘病变,使椎动脉受压,转颈时更易受压。若动脉本身已有粥样硬化,而对侧椎动脉无法代偿时即出现症状。眩晕与头颈转动有关,可伴有枕部头痛、猝倒、视觉闪光、视野缺失及上肢麻痛。颈椎核磁共振检查可以协助诊断。

(四)药物中毒性眩晕

以链霉素最常见。其他有新霉素、卡那霉素、庆大霉素、万古霉素、多粘菌素B、奎宁、磺胺类等药物。有些药物性损害主要影响前庭部分,但多数对前庭与耳蜗均有影响。链霉素中毒引起的眩晕通常于疗程第四周出现,也有短至4天者。在行走、头部转动或转身时眩晕更为明显。于静止、头部不动时症状明显好转或消失。前庭功能检查多无自发性眼震,闭目难立征阳性。变温试验显示双侧前庭功能均减退或消失。如伴耳蜗损害,尚有双侧感音性耳聋。眩晕消失缓慢,需数月甚或1~2年,前庭功能更难恢复。

(五)桥小脑角肿瘤

特别是听神经瘤,早期可出现轻度眩晕、耳鸣、耳聋。病变进一步发展可出现邻近脑神经受损的体征,如病侧角膜反射减退、面部麻木、复视、周围性面瘫、眼震、同侧肢体共济失调。至病程后期,还可出现颅内压增高症状。诊断依据单侧听力渐进性减退、耳鸣;听力检查为感音性耳聋;伴同侧前庭功能早期消失;邻近脑神经(第Ⅴ、Ⅶ、Ⅷ对脑神经)中有一支受累应怀疑为听神经瘤。头颅磁共振检查可以协助诊断。

七、治疗

临床治疗原则是急性期的对症治疗、皮质激素治疗和尽早地前庭康复治疗。一项小规模的对照研究发现治疗前庭神经炎,皮质激素比安慰剂更有效。最近的一项临床研究比较了甲泼尼龙、阿昔洛韦和甲泼尼龙＋阿昔洛韦3种治疗方法的疗效,结果表明,甲泼尼龙可明显改善前庭神经炎的症状,抗病毒药物无效,两者联合无助于提高疗效。

临床常用治疗方法如下。

(一)一般治疗

卧床休息,避免头、颈部活动和声光刺激。

(二)对症处理

对于前庭损害而产生的眩晕症状应给予镇静、安定剂,眩晕、呕吐剧烈者可肌内注射盐酸异丙嗪(12.5～25 mg)或地西泮(10～20 mg)每4～6小时1次。症状缓解不明显者,可酌情重复上述治疗。对长时间呕吐者,必要时行静脉补液和电解质以作补充和支持治疗。

(三)皮质类固醇激素

可用地塞米松10～15 mg/d,7～10天;或服泼尼松1 mg/(kg·d),顿服或分2次口服,连续5天,以后7～10天内逐渐减量。注意补钾、补钙、保护胃黏膜。

(四)维生素

维生素 B_1 100 mg,肌内注射,每天1次,维生素 B_{12} 500 μg,肌内注射,每天1次。治疗2周后改为口服。

(五)前庭康复治疗

前庭神经炎的恢复往往需要数周的时间,患者越早开始前庭康复锻炼,功能恢复就越快、越完全。前庭康复锻炼的目的是加速前庭康复的进程,并改善最终的康复水平。前庭康复计划一般包括前庭-眼反射的眼动训练和前庭-脊髓反射的平衡训练。早期眼震存在,患者应尝试抑制各方向的凝视眼震。眼震消失后,开始头-眼协调练习。患者应尝试平衡练习和步态练习。症状好转后应加运动中的头动练习,开始慢,逐渐加快。前庭康复锻炼每天至少2次,每次数分钟,只要患者能够耐受,应尽可能多进行锻炼,并少用抗晕药物。

第二节　特发性面神经炎

特发性面神经炎是指原因未明的、茎乳突孔内面神经非化脓性炎症引起的、急性发病的面神经麻痹。发病率为$(20\sim42.5)/10$万,患病率为$258/10$万。

一、病因与病理生理

病因未明。可能因受到风寒、病毒感染或自主神经功能障碍,局部血管痉挛致骨性面神经管内的面神经缺血、水肿、受压而发病。

二、诊断步骤

(一)病史采集要点

1.起病情况

急性起病,数小时至$3\sim4$天达到高峰。

2.主要临床表现

多数患者在洗漱时感到一侧面颊活动不灵活,口角漏水、面部歪斜,部分患者病前有同侧耳后或乳突区疼痛。

3.既往病史

病前常有受凉或感冒、疲劳的病史。

(二)体格检查要点

(1)一般情况好。

(2)查体可见一侧周围性面瘫的表现:病侧额纹变浅或消失,不能皱额或蹙眉,眼裂变大,闭眼不全或不能,试闭目时眼球转向外上方,露出白色巩膜称贝耳现象;鼻唇沟变浅,口角下垂,示齿时口角歪向健侧,鼓腮漏气,吹口哨不能,食物常滞留于齿颊之间。

(3)鼓索神经近端病变,可有舌前2/3味觉减退或消失,唾液减少。

(4)镫骨肌神经病变,出现舌前2/3味觉减退或消失与听觉过敏。

（5）膝状神经节病变,除上述表现外还有乳突部疼痛,耳郭和外耳道感觉减退,外耳道或鼓膜出现疱疹,见于带状疱疹引起的膝状神经节炎,称 Hunt 综合征。

（三）门诊资料分析

根据急性起病,典型的周围性面瘫症状和体征,可以做出诊断。但是必须排除中枢性面神经麻痹、耳源性面神经麻痹、脑桥病变、吉兰-巴雷综合征等。

（四）进一步检查项目

（1）如果疾病演变过程或体征不符合特发性面神经炎时,可行颅脑 CT/MRI、腰穿脑脊液检查,以利于鉴别诊断。

（2）病程中的电生理检查可对预后做出估计。

三、诊断对策

（一）诊断要点

急性起病,出现一侧周围性面瘫的症状和体征可以诊断。

（二）鉴别诊断要点

1.中枢性面神经瘫

局限于下面部的表情肌瘫痪,而上面部的表情肌运动如闭目、皱眉等动作正常,且常伴有肢体瘫痪等症状,不难鉴别。

2.吉兰-巴雷综合征

可有周围性面瘫,但多为双侧性,可以很快出现其他颅神经损害,有对称性四肢弛缓性瘫痪、感觉和自主神经功能障碍,脑脊液呈蛋白-细胞分离。

3.耳源性面神经麻痹

多并发中耳炎、乳突炎、迷路炎等,有原发病的症状和体征,头颅或耳部 CT 或 X 线片有助于鉴别。

4.后颅窝病变

如肿瘤、感染、血管性疾病等,起病相对较慢,有其他脑神经损害和原发病的表现,颅脑 MRI 检查对明确诊断有帮助。

5.莱姆病

莱姆病是由蜱传播的螺旋体感染性疾病,可有面神经和其他脑神经损害,可单侧或双侧,伴有多系统损害表现,如皮肤红斑、血管炎、心肌炎、脾大等。

6.其他

如结缔组织病、各种血管炎、多发性硬化、局灶性结核性脑膜炎等,可有面神经损害,伴有原发病的表现,要注意鉴别。

四、治疗对策

(一)治疗原则

减轻面神经水肿和压迫,改善局部循环,促进功能恢复。

(二)治疗计划

1.药物治疗

(1)皮质类固醇激素:起病早期1～2周应用,有助于减轻水肿。泼尼松30～60 mg/d,连用5～7天后逐渐减量。地塞米松10～15 mg/d,静脉滴注,1周后改口服渐减量。

(2)神经营养药:维生素 B_{12}（每次 500 μg,隔天 1 次,肌内注射）、维生素 B_1（每次 100 mg,每天1 次,肌内注射）、地巴唑（30 mg/d,口服）等可酌情选用。

(3)抗病毒治疗:对疑似病毒感染所致的面神经麻痹,应尽早使用阿昔洛韦（1～2 g/d）,连用10～14 天。

2.辅助疗法

(1)保护眼睛:采用消炎性眼药水或眼药膏点眼,带眼罩等预防暴露性角膜炎。

(2)物理治疗:如红外线照射、超短波透热等治疗。

(3)运动治疗:可采用增强肌力训练、自我按摩等治疗。

(4)针灸和低脉冲电疗:一般在发病2～3周后应用,以促进神经功能恢复。

3.手术治疗

病后半年或1年以上仍不能恢复者,可酌情施行面-舌下神经或面-副神经吻合术。

(三)治疗方案的选择

对于药物治疗和辅助疗法,可以数种联用,以期促进神经功能恢复,针灸和低脉冲电疗应在水肿消退后再行选用。恢复不佳者可考虑手术治疗。

五、病程观察及处理

治疗期间定期复诊,记录体征的变化,调整激素等药物的使用。鼓励患者自我按摩,配合治疗,早日康复。

六、预后评估

70％的患者在1～2个月可完全恢复,20％的患者基本恢复,10％的患者恢复不佳,再发者约占0.5％。少数患者可遗留有面肌痉挛、面肌联合运动、耳颞综合征和鳄泪综合征等后遗症状。

第三节 面肌痉挛

面肌痉挛又称面肌抽搐,以一侧面肌阵发性不自主抽动为表现。发病率约为64/10万。

一、病因与病理生理

病因未明。多数认为是面神经行程的某一部位受到刺激或压迫导致异位兴奋或为突触传导所致,邻近血管压迫较多见。

二、诊断步骤

(一)病史采集要点

1.起病情况

慢性起病,多见于中老年人,女性多见。

2.主要临床表现

从眼轮匝肌的轻微间歇性抽动开始,逐渐扩散至口角、一侧面肌,严重时可累及同侧颈阔肌。疲劳、精神紧张可诱发症状加剧,入睡后抽搐停止。

3.既往病史

少数患者曾有面神经炎病史。

(二)体格检查要点

(1)一般情况:好。

(2)神经系统检查:可见一侧面肌阵发性不自主抽搐,无其他阳性体征。

(三)门诊资料分析

根据典型的临床表现和无其他阳性体征,可以做出诊断。

(四)进一步检查项目

在必要时可行下列检查。

(1)肌电图:可见肌纤维震颤和肌束震颤波。

(2)脑电图检查:结果正常。

(3)极少数患者的颅脑 MRI 扫描可以发现小血管对面神经的压迫。

三、诊断对策

(一)诊断要点

一侧面肌阵发性抽动、无神经系统阳性体征可以诊断。

(二)鉴别诊断要点

1.继发性面肌痉挛

炎症、肿瘤、血管性疾病、外伤等均可出现面肌痉挛,但常常伴有其他神经系统阳性体征,不难鉴别,颅脑 CT/MRI 检查可以帮助明确诊断。

2.部分运动性发作癫痫

面肌抽搐幅度较大,多伴有头颈、肢体的抽搐。脑电图可有癫痫波发放,颅脑 CT/MRI 扫描可有阳性发现。

3.睑痉挛-口下颌肌张力障碍综合征(Meige 综合征)

多见于老年女性,双侧眼睑痉挛,伴有口舌、面肌、下颌和颈部的肌张力障碍。

4.舞蹈病

可出现双侧性面肌抽动,伴有躯干、四肢的不自主运动。

5.习惯性面肌抽搐

多见于儿童和青少年,为短暂的面肌收缩,常为双侧,可由意志力短时控制,发病和精神因素有关。肌电图和脑电图正常。

6.功能性眼睑痉挛

多见于中年以上女性,局限于双侧的眼睑,不累及下半面部。

四、治疗对策

(一)治疗原则

消除痉挛,病因治疗。

(二)治疗计划

1.药物治疗

药物治疗可用抗癫痫药或镇静药,如卡马西平开始每次 0.1 g,每天 2～3 次,口服,逐渐增加剂量,最大量不能超过 1.2 g/d;巴氯芬开始每次 5 mg,每天 2～3 次,口服,以后逐渐增加剂量至30～40 mg/d,最大量不超过 80 mg/d;氯硝西泮,0.5～6 mg/d,维生素 B_{12},每次 500 μg,每天3次,口服,可酌情选用。

2.A 型肉毒毒素(BTXA)注射治疗

本法是目前最安全有效的治疗方法。BTXA 作用于局部胆碱能神经末梢的突触前膜,抑制乙酰胆碱囊泡的释放,减弱肌肉收缩力,缓解肌肉痉挛。根据受累的肌肉可注射于眼轮匝肌、颊肌、颧肌、口轮匝肌、颏肌等,不良反应有注射侧面瘫、视蒙、暴露性角膜炎等。疗效可维持 3～6 个月,复发可重复注射。

3.面神经梳理术

通过手术对茎乳孔内的面神经主干进行梳理,可缓解症状,但有不同程度的面瘫,数月后可能复发。

4.面神经阻滞

可用乙醇、维生素 B_{12} 等对面神经主干或分支注射以缓解症状。伴有面瘫,复发后可重复治疗。

5.微血管减压术

通过手术将面神经和相接触的微血管隔开以解除症状,并发症有面瘫、听力下降等。

(三)治疗方案的选择

对于早期症状轻的患者可先予药物治疗,效果欠佳可用 BTXA 局部注射治疗,无禁忌证也可考虑手术治疗。

五、病程观察及处理

定期复诊,记录治疗前后的痉挛强度分级的评分(0级无痉挛;1级外部刺激引起瞬目增多;2级轻度,眼睑面肌轻微颤动,无功能障碍;3级中度,痉挛明显,有轻微功能障碍;4级重度,严重痉挛和功能障碍,如行走困难、不能阅读等)变化,评估疗效。

六、预后评估

本症一般不会自愈,积极治疗疗效满意,如 BTXA 注射治疗的有效率高达 95％以上。

第四节　三叉神经痛

三叉神经痛是指原因未明的三叉神经分布范围内的突发性、短暂性、反复性及刻板性的剧烈的疼痛。

三叉神经痛常见于中年女性。该病的发病率为（5.7～8.1）/10 万。患病率为 45.1/10 万。

一、病因及发病机制

三叉神经痛的病因及发病机制目前还不清楚。

（一）周围病变学说

有的学者根据手术、尸体解剖或 MRA 检查的资料，发现很多三叉神经痛的患者在三叉神经入脑桥的地方有异常的血管网压迫（如 1984 年 Zdrman 报道提示，72％的三叉神经痛的患者有异常血管的压迫；解放军 91 医院 1992 年的报道，90％的三叉神经痛的患者有异常血管压迫），刺激三叉神经根，从而产生疼痛。

（二）中枢性学说

根据患者的发作具有癫痫发作的特点，学者认为患者的病变是在中枢神经系统，是与面部疼痛有关的丘脑-皮质-三叉神经脊束核的刺激性病变所致。

（三）短路学说

三叉神经进入脑桥有一段无髓鞘区，由于受血管压迫等因素的作用，可以造成无髓鞘的神经纤维紧密的结合，在这些神经纤维之间形成假性"突触"，相邻神经纤维之间的传入、传出冲动之间发生"短路"（传入、传出的冲动由于"短路"，而都可以成为传入的信号）冲动的叠加，容易达到神经元的痛阈，诱发疼痛。

二、病理

有关三叉神经痛的病理报道很少。有的研究发现，患者的三叉神经节细胞有变性，轴突有增生，其髓鞘有节段性的脱失等。

三、临床表现

(一)发病情况

常见于 50 岁左右的女性患者,男女患者的比例为 1：3。

(二)疼痛部位

三叉神经一侧的下颌支疼痛最为常见,其次是上颌支、眼支。有部分患者可以累及两支(多为下颌支和上颌支)甚至 3 支。

(三)疼痛特点

疼痛具有突发性、短暂性、反复性及刻板性的特点。发作前没有先兆,突然发作,发作常常持续数秒,很少超过 1～2 分钟,每次发作的疼痛性质及部位固定,疼痛的程度剧烈,患者难以忍受,疼痛的性质常常为电击样、刀割样。

(四)伴随症状

疼痛发作时可伴有面部潮红、流泪、结膜充血。

(五)疼痛的扳机点

患者疼痛的发作常常可以由触摸、刺激(如说话、咀嚼、洗脸、刷牙)以下部位诱发:口角、面颊、鼻翼。

(六)诱发因素

因吞咽动作能诱发疼痛,所以可摄取流食。与舌咽神经痛不同,因睡眠中吞咽动作不能诱发疼痛,故睡眠中不出现疼痛发作。温暖时不易疼痛发作,故入浴可预防疼痛发作,也有的患者愿在洗浴中进食。

(七)体征

神经系统检查没有异常的神经系统体征(除刺激"扳机点"诱发疼痛)。

四、诊断及鉴别诊断

(一)诊断

三叉神经痛的诊断根据患者的临床表现,尤其是其发作特点,诊断并不困难。但是要与继发性的三叉神经痛鉴别。继发性三叉神经痛有以下特点:①疼痛的程度常常不如原发性三叉神经痛剧烈,尤其是在起病的初期。②疼痛往往为持续性隐痛、阵痛,阵发性加剧。③有神经系统的阳性体征(尤其是角膜反射的改变、同侧面部的感觉障碍及三叉神经运动支的功能障碍)。常见的继发性三叉神经痛的病因有:鼻咽癌颅内转移、听神经瘤、胆脂瘤及多发性硬化等(表 1-1)。

表 1-1　原发性三叉神经痛与继发性三叉神经痛的鉴别

鉴别要点	原发性三叉神经痛	继发性三叉神经痛
病因	不明	鼻咽癌颅内转移、听神经瘤、胆脂瘤等
疼痛程度	剧烈	较轻,常为钝痛
疼痛的范围	局限	常累及整个半侧面部
疼痛的持续时间	短暂	持续性痛
扳机点	有	没有
神经系统体征	无	有

(二)鉴别诊断

三叉神经痛还应与以下几种疾病鉴别。

1.颞下颌关节综合征

常常为一侧面部的疼痛,以颞下颌关节处为甚,颞下颌关节活动可以诱发、加重疼痛。患者张口受限,颞下颌关节有压痛。

2.牙痛

很多三叉神经痛的患者被误诊为牙痛,有的甚至拔了多颗牙。牙痛常常为持续性,进食冷、热食品可以诱发、加重疼痛。

3.舌咽神经痛

该病的发作特点及疼痛的性质与三叉神经痛极其相似,但是疼痛的部位有很大的不同。舌咽神经痛的疼痛部位在舌后部及咽部,说话、吞咽及刺激咽部可以诱发疼痛,所以,常有睡眠中疼痛发作。

4.颞动脉炎

常常见于老年男性,疼痛为一侧颞部的持续性跳痛、胀痛,常常伴有低热、乏力、精神差等全身症状。查体可见患侧颞动脉僵硬,呈"竹筷"样改变。经激素治疗症状可以缓解、消失。

5.偏头痛

此病的发病率远较三叉神经痛的发病率高:常常见于青年女性,疼痛发作前常常有前驱症状,主要表现为乏力、注意力不集中、精神差等。约 65% 的患者有先兆症状,主要有视觉的先兆,表现为闪光、暗点、视野的改变等。疼痛表现为一侧头部的跳痛,发作以后,疼痛的程度渐进加重,持续数小时到 72 小时。发作时患者常常有自主神经功能障碍的表现。

五、治疗

(一)药物治疗

目前,三叉神经痛还没有有效的治疗方法。药物治疗控制疼痛的程度及发作的频率仍为首选的治疗方法。药物治疗的原则:个体化原则,从小剂量开始用药,尽量单一用药并适时注意药物的不良反应。

常用的药物有以下几种。

1.卡马西平

由于卡马西平的半衰期为 12～35 小时,故理论上可以每天只服 2 次。常常从小剂量开始:0.1 g,2 次/天,3～5 天后根据患者症状控制的程度来决定加量。每次加 0.1 g(早、晚各 0.05 g),直到疼痛控制为止。卡马西平每天的用量不要超过 1.2 g。

卡马西平常见的不良反应有头昏、共济运动障碍,尤其是女性发生率更高。长期用药要注意检测血象及肝功能的变化。此外,卡马西平可以引起过敏,导致剥脱性坏死性皮炎,所以,用药的初期一定要观察有无皮疹。孕妇忌用。

卡马西平是目前报道的治疗三叉神经痛的有效率最高的药物,其有效率据国内外的报道可达70%～80%。

2.苯妥英钠

苯妥英钠也可以作为治疗三叉神经痛的药物,但是有效率远较卡马西平低。据国内外文献报道,其有效率为 20%～64%。剂量为 0.1 g,口服,3 次/天。效果不佳时可增加剂量,通常每天增加 0.05 g。最大剂量不超过 0.6 g。

苯妥英钠的常见不良反应有头昏、共济运动障碍、肝功能损害及牙龈增生等。

3.托吡酯

托吡酯是一种多重机制的新型抗癫痫药物。近年来,国内外有文献报道,在用以上两种经典的治疗三叉神经痛的药物治疗无效时,可以选用该药。通常可以从 50 mg,2 次/天开始,3～5 天症状控制不明显可以加量,每天加 25 mg,观察3～5 天,直到症状控制为止。每天的最大剂量不要超过250～300 mg。

托吡酯的不良反应极少。常见的不良反应有头昏、食欲下降及体重减轻。国内外还有报道,有的患者用药以后出现出汗障碍。

4.氯硝西泮(氯硝安定)

通常作为备选用的药物。4～6 mg/d。常见的不良反应为头昏、嗜睡、共济运动障碍,尤其在用药的前几天。

5.氯甲酰氮䓬

300 mg/d,分 3 次餐前 30 分钟口服,无效时可增加到 600 mg。该药不良反应发生率高,常见的不良反应有困倦、蹒跚、药疹和粒细胞减少等。有时可见肝功能损害。应用该药治疗应每2个月进行一次血液检查。

6.中(成)药

如野木瓜片(七叶莲),3 片,4 次/天。椐临床观察,该药单独使用治疗三叉神经痛的有效率不高,但是可以作为以上药物治疗的辅助治疗药物。此外,还有痛宁片,4 片,3 次/天。

7.常用的方剂

(1)麻黄附子细辛汤加味:麻黄、川芎、附子各 20～30 g,细辛、荆芥、蔓荆子、菊花、桃仁、石膏、白芷各 12 g,全虫 10 g。

(2)面痛化解汤:珍珠母 30 g,丹参 15 g,川芎、当归、赤芍、秦艽、钩藤各 12 g,僵蚕、白芷各 10 g,红花、羌活各 9 g,防风 6 g,甘草 5 g,细辛 3 g。

(二)非药物治疗

三叉神经痛的"标准(经典)"治疗为药物治疗,但以下情况时可以考虑非药物治疗。①经应用各种药物正规的治疗(足量、足疗程)无效。②患者不能耐受药物的不良反应。③患者坚决要求不用药物治疗。非药物治疗的方法很多,主要原理是破坏三叉神经的传导。

常用的方法有以下几种。

1.神经阻滞(封闭)治疗

该方法是用一些药物(如无水乙醇、甘油、酚等),选择地注入三叉神经的某一支或三叉神经半月神经节内。现在由于影像技术的发展,在放射诱导下,可以较准确地将药物注射到三叉神经半月节,达到治疗的作用。由于甘油注射维持时间较长,故目前多采用甘油半月神经节治疗。神经阻滞(封闭)治疗的方法,患者面部的感觉通常能保留,没有明显的并发症。但是复发率较高,尤其是 1 年以后。

2.其他方法的三叉神经半月神经节毁坏术

如用射频热凝、γ 刀治疗等。这些方法的远期疗效目前尚未肯定。

3.手术治疗

(1)周围支切除术:通常只适用于三叉神经第一支疼痛的患者。

(2)显微的三叉神经血管减压术:这是目前正在被大家接受的一种手术治疗

方法。该方法具有创伤小、安全、并发症少（尤其是对触觉及运动功能的保留）及有效率高的特点。

（3）三叉神经感觉神经根切断：该方法止痛疗效确切。

（4）三叉神经脊束切断术：目前射线（X刀、γ刀等）治疗在三叉神经痛的治疗中以其微创、安全、疗效好越来越受到大家的重视。

4.经皮穿刺微球囊压迫（percutaneous microballoon compression,PMC）

自Mullan等1983年首次报道使用经皮穿刺微球囊压迫治疗三叉神经痛的技术以来，至今已有大量学者报道他们采用该手段所取得的临床结果。一般认为，PMC方法与当代使用的微血管减压手术及射频热凝神经根切断术在成功率、并发症及复发率方面都有明显的可比性。其优点是操作简单、安全性高，尤其对于高龄或伴有严重疾病不能耐受较大手术者更是首选方法。其简要的方法：丙芬诱导气管内插管全身麻醉。在整个治疗过程中监测血压和心率。患者取仰卧位，使用14号穿刺针进行穿刺，皮肤进入点为口角外侧2cm及上方0.5cm。在荧光屏指引下调正方向直至进入卵圆孔。应避免穿透卵圆孔。撤除针芯，放入带细不锈钢针芯的4号Fogarty Catheter直至其尖端超过穿刺针尖12～14 cm。去除针芯，在侧位X线下用Omnipaque造影剂充盈球囊直至凸向颅后窝。参考周围的骨性标志（斜坡、蝶鞍、岩骨）检查和判断球囊的形状及位置；必要时排空球囊并重新调整导管位置，直至获得乳头凸向颅后窝的理想的梨形出现。球囊充盈容量为0.4～1.0 mL，压迫神经节3～10分钟后，排空球囊，撤除导管，手压穿刺点5分钟。该法具有疗效确切、方法简单及不良反应少等优点。

第五节　舌咽神经痛

舌咽神经痛是一种出现于舌咽神经分布区的阵发性剧烈疼痛。疼痛的性质与三叉神经痛相似，本病远较三叉神经痛少见，比例为1∶（70～85）。

一、病因及发病机制

原发性舌咽神经痛的病因，迄今不明。可能为舌咽及迷走神经的脱髓鞘性病变引起舌咽神经的传入冲动与迷走神经之间发生"短路"所致。以致轻微的触觉刺激即可通过短路传入中枢,中枢传出的脉冲也可通过短路再传入中枢,这些脉冲达到一定总和时,即可激发上神经节及岩神经节、神经根而产生剧烈疼痛。近年来,神经血管减压术的开展,发现舌咽神经痛患者椎动脉或小脑后下动脉压迫于舌咽及迷走神经上,解除压迫后症状缓解,这些患者的舌咽神经痛可能与血管压迫有关。造成舌咽神经根部受压的原因可能有多种情况,除血管因素外,还与小脑脑桥角周围的慢性炎症刺激,致蛛网膜炎性改变逐渐增厚,使血管与神经根相互紧靠,促成神经受压的过程。因为神经根部受增厚蛛网膜的粘连,动脉血管也受其粘连发生异位而固定于神经根部敏感区,致使神经受压而缺乏缓冲余地,引起神经的脱髓鞘改变。

继发性原因可能是小脑脑桥角或咽喉部肿瘤,颈部外伤,茎突过长、茎突舌骨韧带骨化等压迫刺激舌咽神经而诱发。

二、临床表现

舌咽神经痛多于中年起病,男女发病率无明显区别,左侧发病高于右侧,偶有双侧发病者。表现为发作性一侧咽部、扁桃体区及舌根部针刺样剧痛,突然开始,持续数秒至数十秒,发作期短,但疼痛难忍,可反射到同侧舌面或外耳深部,伴有唾液分泌增多。说话、反复吞咽、舌部运动、触摸患侧咽壁、扁桃体、舌根及下颌角均可引起发作。2%丁卡因麻醉咽部,可暂时减轻或止住疼痛。按疼痛的部位一般可分为2型。

(一)口咽型

疼痛区始于咽侧壁、扁桃体、软腭及舌后1/3,而后放射到耳区,此型最为多见。

(二)耳型

疼痛区始于外耳、外耳道及乳突,或介于下颌角与乳突之间,很少放射到咽侧,此型少见。疼痛程度轻重不一,有如电击、刀割、针刺,发作短暂,间歇期由数分钟到数月不等,少数甚至长达2~3年。一般发作期越来越短,痛的时间亦越来越长。严重时可放射到头顶和枕背部。个别患者发生昏厥,可能由于颈动脉窦神经过敏引起心脏停搏所致。

神经系统检查无阳性体征。

三、诊断

根据疼痛发作的性质和特点不难做出本病的临床诊断。有时为了进一步明确诊断,可刺激扁桃体窝的"扳机点",能否诱发疼痛;或用1%丁卡因喷雾咽后壁、扁桃体窝等处,如能遏止发作,则可以证实诊断。如果经喷雾上述药物后,舌咽处的疼痛虽然消失,但耳痛却仍然保留,则可封闭颈静静脉孔,若能收效,说明不仅为舌咽神经痛,而且有迷走神经的耳后支参与。

临床表现呈持续性疼痛或有神经系统阳性体征的患者,应当考虑为继发性舌咽神经痛,需要进一步检查明确病因。

四、鉴别诊断

临床上应与三叉神经痛、喉上神经痛、蝶腭神经痛及颅底、鼻咽部和小脑脑桥角肿瘤等病变引起的继发性舌咽神经痛相鉴别。

(一)三叉神经痛

两者的疼痛性质与发作情况完全相似,部位亦与其毗邻,三叉神经第3支疼痛时易与舌咽神经痛相混淆。两者的鉴别点为三叉神经痛位于三叉神经分布区、疼痛较浅表,"扳机点"在睑、唇或鼻翼;说话、洗脸、刮胡须可诱发疼痛发作。舌咽神经痛位于舌咽神经分布区,疼痛较深在,"扳机点"多在咽后壁、扁桃体窝、舌根;咀嚼、吞咽等动作常诱发疼痛发作。

(二)喉上神经痛

喉深部、舌根及喉上区间歇性疼痛,可放射到耳区和牙龈,说话和吞咽动作可以诱发,在舌骨大角间有压痛点。用1%丁卡因涂抹梨状窝区及舌骨大角处,或用2%普鲁卡因神经封闭,均能完全抑制疼痛等特点可与舌咽神经痛相鉴别。

(三)蝶腭神经节痛

此病的临床表现主要是在鼻根、眼眶周围、牙齿、颜面下部及颞部阵发性剧烈疼痛,其性质似刀割、烧灼及针刺样,并向颌、枕及耳部等放射。每天发作数次至数十次,每次持续数分钟至数小时不等。疼痛发作时多伴有流泪、流涕、畏光、眩晕和鼻塞等,有时伴有舌前1/3味觉减退。疼痛发作无明显诱因,也无"扳机点"。用1%丁卡因麻醉中鼻甲后上蝶腭神经节处,5~10分钟后疼痛即可消失为本病特点。

(四)继发性舌咽神经痛

颅底、鼻咽部及小脑脑桥角肿物或炎症等病变均可引起舌咽神经痛,但多呈持续性痛伴有其他脑神经障碍及神经系统局灶体征。X线颅底拍片、头颅CT扫描及MRI等影像学检查有助于寻找病因。

五、治疗

(一)药物治疗

卡马西平为最常用的药物,苯妥英钠也常用来治疗舌咽神经痛,其他的镇静止痛药物(地西泮、曲马朵)及传统中草药对该病也有一定的疗效。有研究发现N-甲基-D-天冬氨酸(NMDA)受体在舌咽神经痛的发病机制中起一定作用,所以NMDA受体拮抗剂可有效地减轻疼痛,如氯胺酮。也有学者报道加巴喷丁可升高中枢神经系统5-HT水平,抑制痛觉,同时参与NMDA受体的调制,在神经病理性疼痛中发挥作用。这些药物为舌咽神经痛的药物治疗开辟了一个新领域。

(二)封闭疗法

维生素B_{12}和地塞米松等周围神经封闭偶有良效。有人用95％乙醇或5％酚甘油于颈静脉孔处行舌咽神经封闭。但舌咽神经与颈内动脉、静脉、迷走神经、副神经等相邻,封闭时易损伤周围神经血管,故应慎用。

(三)手术治疗

对发作频繁或疼痛剧烈者,若保守治疗无效可考虑手术治疗。常用的手术方式有以下几种。

1.微血管减压术(MVD)

国内外学者行血管减压术治疗本病收到了良好的效果,因此有学者认为采用神经血管减压术是最佳治疗方案。可保留神经功能,避免了神经切断术所致的病侧咽部干燥、感觉消失和复发之弊端。

2.经颅外入路舌咽神经切断术

术后复发率较高,建议对不能耐受开颅的患者可试用这种方法。

3.经颅舌咽神经切断术

如术中探查没有明显的血管压迫神经,则可选用舌咽神经切断术。

4.经皮穿刺射频热凝术

在CT引导下可大大减少其并发症的发生。另外,舌咽神经传入纤维在脑桥处加入了三叉神经的下支,开颅在此毁损可阻止舌咽神经痛的传导通路。

六、预后

舌咽神经痛如不给予治疗,一般不会自然好转,疼痛发作次数频繁,持续时间越来越少,严重影响患者的生活及工作。

第六节 位听神经疾病

位听神经包括蜗神经和前庭神经,两者通常一起讨论。

一、蜗神经疾病

(一)病因

各种急、慢性迷路炎,药物中毒(链霉素、新霉素、庆大霉素等),颞骨,内耳外伤,噪音,听神经炎,脑膜炎,蛛网膜炎,脑桥小脑角肿瘤,脑桥病变,动脉硬化症,神经衰弱,遗传因素和全身性疾病(贫血和高血压等)等。

(二)临床表现

最常见的症状是耳鸣、听觉过敏和耳聋(听力减退或丧失)。根据耳鸣和耳聋的特点可鉴别传导性和神经性。低音调耳鸣(轰轰、嗡嗡似雷声、飞机声)通常是传导器的病变。高音调耳鸣(吱吱声、蝉鸣声、鸟叫声)常为感音器的病变。神经性耳聋听力障碍的共同特点是以高音频率为主,气导大于骨导,Weber 试验偏向健侧。

(三)治疗

首先是病因治疗。其他对症治疗包括应用 B 族维生素、扩张血管药物及能量合剂等。还可行针灸治疗,严重者的听力障碍应佩戴助听器。

二、前庭神经疾病

前庭神经的功能是调节机体平衡和对各种加速度的反应。当前庭功能受到异常刺激和功能障碍时,可出现一系列的症状和体征。

(一)病因

迷路炎、内耳眩晕病、迷路动脉血液供应障碍及药物中毒;脑桥小脑角肿瘤和脑桥小脑角蛛网膜炎;听神经炎和前庭神经元炎;各种原因所致的脑干病变;心血管系统的病变等。

(二)临床表现

1.眩晕

患者感觉自身或外界物体旋转或晃动(或称为运动幻觉)常伴有眼球震颤和

共济失调,以及迷走神经的刺激症状如面色苍白、恶心和呕吐、出汗及血压脉搏的变化,严重时可出现晕厥。

2.眼球震颤

通常为自发性眼球震颤,由快相和慢相组成,快相代表眼球震颤的方向。前庭周围性眼球震颤多为水平性,而且伴有明显的眩晕,闭眼后症状并不能减轻。

3.自发性肢体偏斜

表现为站立不稳或向一侧倾倒。肢体偏斜的方向与前庭周围神经病变侧和眼球震颤的慢相是一致的。而前庭中枢性损害三者的方向是不定的。

(三)诊断和鉴别诊断

首先应确定病变是否位于前庭神经,前庭神经损害的部分患者通常伴有听力障碍。其次是根据眩晕的性质和伴发症状、自发性眼球震颤的特点、肢体倾倒的方向及各种前庭功能试验的结果鉴别是前庭周围性病变还是中枢性病变。最后结合以上临床特点和借助于各种辅助检测手段对病变进行进一步的定性诊断或病因诊断。

(四)治疗

1.病因治疗

根据不同的病因采取针对性的治疗,如肿瘤行手术切除;炎症进行抗感染;缺血性病变用扩张血管药物等。

2.对症治疗

(1)常规剂量的各种安定剂和镇静剂。

(2)常规剂量的抗组胺类药物,如盐酸苯海拉明、氯苯那敏、异丙嗪等。

(3)伴有严重呕吐的患者可肌内注射东莨菪碱 0.3 mg,或阿托品0.5 mg。

(4)维生素、谷维素等。

第七节 多发脑神经损害

多发脑神经损害是指单侧或双侧、同时或先后两条以上脑神经受损而出现功能障碍。解剖部位的关系和病变部位的不同组合成多发脑神经损害的综合征。

一、病因与病理生理

病因是多种多样的,炎症性疾病、感染后免疫功能障碍、脱髓鞘疾病、肿瘤、中毒、外伤、代谢性疾病等。

二、诊断步骤

(一)病史采集要点

1.起病情况

不同的病因,起病的急缓是不同的,炎症、外伤或血管病起病急,肿瘤的起病较慢,渐进发展。

2.既往病史

注意有无感染、肿瘤、化学物接触、代谢性疾病等,以期发现病因。

(二)主要临床表现和体格检查要点

受损脑神经的不同组合形成不同的综合征,将分别描述。

1.福斯特-肯尼迪综合征

嗅、视神经受损。表现为病侧嗅觉丧失、视神经萎缩,对侧视盘水肿。多见于嗅沟脑膜瘤或额叶底部肿瘤。

2.海绵窦综合征

动眼、滑车、展神经和三叉神经眼支受损。表现为病侧眼球固定、眼睑下垂、瞳孔散大、直间接对光反射和调节反射消失,眼和额部麻木疼痛、角膜反射减弱或消失,眼睑和球结膜水肿及眼球突出。见于感染、海绵窦血栓形成、海绵窦肉芽肿、动静脉瘘或动脉瘤等。

3.眶上裂综合征

动眼、滑车、展神经和三叉神经眼支受损。表现为病侧眼球固定、上睑下垂、瞳孔散大、光反射和调节反射消失,眼裂以上皮肤感觉减退、角膜反射减弱或消失,眼球突出。见于眶上裂骨折、骨膜炎或邻近肿瘤等。

4.眶尖综合征

视、动眼、滑车、展神经和三叉神经眼支受损。表现为眶上裂综合征＋视力障碍。见于眶尖骨折、炎症或肿瘤等。

5.岩骨尖综合征

三叉神经和展神经受损。表现为病侧眼球外展不能、复视,颜面部疼痛。见于乳突炎、中耳炎、肿瘤或外伤等。

6.小脑脑桥角综合征

三叉、展、面、听神经受损,病变大时可以累及脑干、小脑或后组脑神经。表现为病侧颜面部感觉减退、角膜反射减弱或消失,周围性面瘫,听力下降、眼震、眩晕和平衡障碍,小脑性共济失调。最多见于听神经瘤,还可见于炎症、血管瘤等。

7.Avellis 综合征

迷走神经和副神经受损。表现为声音嘶哑、吞咽困难、病侧咽反射消失,向对侧转颈无力、病侧耸肩无力。见于局部肿瘤、炎症、血管病或外伤等。

8.Jackson 综合征

迷走、副和舌下神经受损。表现为声音嘶哑、吞咽困难、病侧咽反射消失,向对侧转颈无力、病侧耸肩无力,病侧舌肌瘫痪、伸舌偏向病侧。见于局部肿瘤、炎症、血管病或外伤等。

9.Tapia 综合征

迷走和舌下神经(结状神经节以下的末梢)受损。表现为声音嘶哑,病侧舌肌瘫痪、伸舌偏向病侧。多见于局部外伤。

10.颈静脉孔综合征

舌咽、迷走和副神经受损。表现为病侧声带和咽部肌肉麻痹出现声嘶、吞咽困难、咽反射消失,向对侧转颈无力、病侧耸肩无力。见于局部肿瘤、炎症等。

11.枕髁-颈静脉综合征

舌咽、迷走、副和舌下神经受损。表现为病侧 Vernet 综合征＋舌肌瘫痪和萎缩。见于颅底枪弹伤、局部炎症、肿瘤等。

12.腮腺后间隙综合征

舌咽、迷走、副和舌下神经受损。表现同 Collet-Sicard 综合征,可有同侧 Horner 征。见于局部肿瘤、炎症、外伤等。

(三)门诊资料分析

详细的病史询问和认真的体检,有助于明确病变范围和可能的原因。

(四)进一步检查项目

局部 X 线片、颅脑 CT/MRI 检查,必要时进行脑脊液检查,有助于了解病变部位、范围、性质和病因。

三、诊断对策

根据临床症状和体征,明确受损的脑神经范围,结合病史和相应的检查以做出诊断,并尽量进行病因诊断。

四、治疗对策

针对病因治疗:感染要抗感染治疗,肿瘤、外伤或血管瘤可以选择手术治疗,脱髓鞘性疾病可予糖皮质激素治疗,代谢性疾病要重视原发病的治疗。

五、预后评估

不同的病因可以有不同的预后。

第二章

周围神经疾病

第一节 多发性周围神经病

多发性周围神经病旧称末梢性神经炎,是肢体远端的多发性神经损害,主要表现为四肢末端对称性的感觉、运动和自主神经障碍。

一、病因

引起周围神经病的病因有很多。

(一)感染性

病毒、细菌、螺旋体感染等。

(二)营养缺乏和代谢障碍

各种营养缺乏,如慢性酒精中毒、B族维生素缺乏、营养不良等;各种代谢障碍,如糖尿病、肝病、尿毒症、淀粉样变性、血卟啉病等。

(三)毒物

如工业毒物、重金属中毒、药物等。

(四)感染后或变态反应

血清注射或疫苗接种后。

(五)结缔组织病

如系统性红斑狼疮、结节性多动脉炎、巨细胞性动脉炎、硬皮病、类风湿关节炎等。

(六)癌性

如淋巴瘤、肺癌、多发性骨髓瘤等。

二、病理

周围神经炎的主要病理过程是轴突变性和节段性髓鞘脱失。轴突变性可原发于轴突或细胞体的损害,并可引起继发的髓鞘崩解;恢复缓慢,常需数月至1年或更久。节段性髓鞘脱失可见于急性感染性多发性神经炎、白喉、铅中毒等,其原发损害神经膜细胞使髓鞘呈节段性破坏。恢复迅速,使原先裸露的轴突恢复功能。

三、诊断步骤

(一)病史采集要点

1.起病情况

根据病因的不同,病程可有急性、亚急性、慢性、复发性等,可发生于任何年龄。多数患者呈数周至数月的进展病程,进展时由肢体远端向近端发展,缓解时由近端向远端发展。

2.主要临床表现

大致相同,出现肢体远端对称性的感觉、运动和自主神经功能障碍。

3.既往病史

注意询问是否有可能致病的病因,如感染、营养缺乏、代谢性疾病、化学物质接触史、肿瘤病史、家族史等。

(二)体格检查要点

一般情况尚可,可能有原发病的体征,如发热、多汗、消瘦等。高级神经活动无异常。

1.感觉障碍

四肢远端对称性深浅感觉障碍。肢体远端有感觉异常,如刺痛、蚁走感、灼热感、触痛等。检查可发现四肢末梢有手套-袜套型的深浅感觉障碍,病变区皮肤可有触痛。

2.运动障碍

四肢远端对称性下运动神经元性瘫痪。肢体远端对称性无力,其程度可从轻瘫至全瘫,可有垂腕、垂足的表现。受累肢体肌张力减低,病程久可出现肌萎缩。上肢以骨间肌、蚓状肌、大小鱼际肌为明显,下肢以胫前肌、腓骨肌为明显。

3.反射异常

上下肢的腱反射常见减低或消失。

4.自主神经功能障碍

自主神经功能障碍呈对称性异常,肢体末梢的皮肤菲薄、干燥、变冷、苍白或发绀,少汗或多汗,指(趾)甲粗糙、松脆等。

(三)门诊资料分析

从症状和体征即末梢型感觉障碍、下运动神经元性瘫痪和自主神经功能障碍等临床特点,可诊断为多发性周围神经病。

根据详细的病史询问,了解相关的病因、病程、特殊症状等,以利于综合判断。

1.药物性

呋喃类(如呋喃妥因)和异烟肼最常见,均为感觉-运动型。呋喃类可引起感觉、运动和自主神经联合受损,疼痛明显。大剂量或长期服用异烟肼干扰了维生素 B_6 代谢而致病,常见双下肢远端感觉异常或减退,浅感觉可达胸部,深感觉以震动觉改变最常见,合用维生素 B_6(剂量为异烟肼的 1/10)可以预防。

2.中毒性

如群体发病应考虑重金属或化学品中毒,需检测血、尿、头发、指甲等的重金属含量。

3.糖尿病性

表现为感觉、运动、自主神经或混合型,以混合型最常见,通常感觉障碍较重,早期出现主观感觉异常,损害主要累及小感觉神经纤维,以疼痛为主,夜间尤甚;累及大感觉纤维可引起感觉性共济失调,可发生无痛性溃疡和神经源性骨关节病。某些病例以自主神经损害为主,部分患者出现近端肌肉非对称性肌萎缩。

4.尿毒症性

该类型约占透析患者的半数,典型症状与远端性轴索病相同,大多数为感觉-运动型,初期多表现感觉障碍,下肢较上肢出现早且严重,夜间发生感觉异常及疼痛加重,透析后可好转。

5.营养缺乏性

如贫血、烟酸、维生素 B_1 缺乏等,见于慢性酒精中毒、慢性胃肠道疾病、妊娠和手术后等。

6.恶性肿瘤

可以是感觉型或感觉-运动型,前者以四肢末端开始、上升性、自觉强烈不适及疼痛,伴深浅感觉减退或消失,运动障碍较轻;后者呈亚急性经过,恶化和缓解反复出现,可在癌原发症状前期或后期发病,约半数脑脊液蛋白增高。

7.感染后

如 Guillain-Barre 综合征、疫苗接种后多发性神经病可能为变态反应。白喉性多发性神经病是白喉外毒素作用于血神经屏障较差的后根神经节和脊神经根,见于病后 8～12 周,为感觉-运动性,数天或数周可恢复。麻风性多发性神经病潜伏期长,起病缓慢,周围神经增粗并可触及,可发生大疱、溃烂和指骨坏死等营养障碍。

8.POEMS 综合征

POEMS 综合征是一种累及周围神经的多系统病变,多中年以后起病,男性较多见,起病隐袭、进展慢。依照症状、体征可有如下表现,也是病名组成。

(1)多发性神经病:呈慢性进行性感觉-运动性多神经病,脑脊液蛋白质含量增高。

(2)脏器肿大:肝脾大,周围淋巴结肿大。

(3)内分泌病:男性出现勃起功能障碍、女性化乳房,女性出现闭经、痛性乳房增大和溢乳,可合并糖尿病。

(4)M 蛋白:血白蛋白电泳出现 M 蛋白,尿检可有本周蛋白。

(5)皮肤损害:因色素沉着变黑,并有皮肤增厚与多毛。

(6)水肿:视乳盘水肿、胸腔积液、腹水、下肢指凹性水肿。

(7)骨骼改变:可在脊柱、骨盆、肋骨和肢体近端发现骨硬化性改变,为本病的影像学特征,也可有溶骨性病变,骨髓检查可见浆细胞增多或骨髓瘤。

9.遗传性疾病

如遗传性运动感觉性神经病(HMSN)、遗传性共济失调性多发性神经病(Refsum 病)、遗传性淀粉样变性神经病等,起病隐袭,进展缓慢,周围神经对称性、进行性变性导致四肢无力,下肢重于上肢。远端重于近端,常出现运动和感觉障碍。

10.其他

某些疾病如动脉硬化、肢端动脉痉挛症、系统性红斑狼疮、结节性多动脉炎、硬皮病、风湿病等,可致神经营养血管闭塞,为感觉-运动性表现,有时早期可有主观感觉异常。代谢性疾病如血卟啉病、巨球蛋白血症也影响周围神经,多为感觉-运动性,血卟啉病以运动损害为主,双侧对称性近端为重的四肢瘫痪。1/3～1/2 伴有末梢型感觉障碍。

(四)进一步检查项目

1.神经传导速度和肌电图

如果仅有轻度轴突变性,传导速度尚可正常;当有严重轴突变性及继发性髓鞘脱失时传导速度变慢,肌电图呈去神经性改变;节段性髓鞘脱失而轴突变性不显著时,传导速度变慢,肌电图可正常。

2.血生化检查

根据病情,可检测血糖水平、维生素 B_{12} 水平、尿素氮、肌酐、甲状腺功能、肝功能等。

3.免疫学检查

对疑有免疫疾病者,可做免疫球蛋白、类风湿因子、抗核抗体、抗磷脂抗体等检测。

4.可疑中毒者

对可疑中毒者,可根据病史做相关毒物或重金属、药物的血液浓度检测。

5.脑脊液检查

大多数无异常发现,少数患者可见脑脊液蛋白增高。

6.神经活检

对不能明确诊断或疑为遗传性的患者,可行腓神经活检。

四、诊断对策

(一)诊断要点

根据患者临床表现的特点,即以四肢远端为主的对称性下运动神经元性瘫痪、末梢型感觉障碍和自主神经功能障碍,可以临床诊断。注意临床工作时要认真询问病史,掌握不同病因所致的多发性周围神经病的特殊临床表现,有助于病因的诊断。肌电生理检查和神经肌肉活检对诊断很有帮助;神经传导速度测定,有助于亚临床型的早期诊断,并可区别轴索变性和节段性脱髓鞘改变。

(二)鉴别诊断要点

1.亚急性联合变性

早期表现类似于多发性周围神经病,随着病情进展逐渐出现双下肢软弱无力、步态不稳,双手动作笨拙;肌张力增高、腱反射亢进、锥体束征阳性和感觉性共济失调是其与多发性周围神经病的主要鉴别点。

2.周期性瘫痪

周期性瘫痪为周期性发作的短时期的肢体近端弛缓性瘫痪,无感觉障碍,发作时血清钾低于3.5 mmol/L,心电图呈低钾改变,补钾后症状改善,不难鉴别。

3.脊髓灰质炎

肌力降低常为不对称性,多数仅累及一侧下肢的一至数个肌群,呈节段性分布,无感觉障碍,肌萎缩出现早;肌电图可明了损害部位。

五、治疗对策

(一)治疗原则

去除病因,积极治疗原发病,改善周围神经的营养代谢,对症处理。

(二)治疗计划

1.去除病因

根据不同的病因采取针对性强的措施,以消除或阻止其病理性损害。重金属和化学品中毒应立即脱离中毒环境,避免继续接触有关毒物;急性中毒可大量补液,促使利尿、排汗和通便等,加速排出毒物。重金属如铅、汞、锑、砷中毒,可用二巯丙醇(BAL)、依地酸钙钠等结合剂;如砷中毒可用二巯丙醇3 mg/kg肌内注射,4～6小时1次,2～3天后改为每天2次,连用10天;铅中毒用二巯丁二酸钠1 g/d,加入5%葡萄糖液500 mL静脉滴注,5～7天为1个疗程,可重复2～3个疗程;或用依地酸钙钠1 g,稀释后静脉滴注,3～4天为1个疗程,停用2～4天后重复应用,一般用3～4个疗程。

对各种疾病所致的多发性周围神经病,要积极治疗原发病。如糖尿病控制好血糖;尿毒症行血液透析或肾移植;黏液水肿用甲状腺素;结缔组织病、SLE、硬皮病、类风湿关节病、血清注射或疫苗接种后、感染后神经病,可应用皮质类固醇治疗;麻风病用砜类药;肿瘤行手术切除,也可使多发性神经病缓解。

2.改善神经的营养代谢

营养缺乏和代谢障碍可能是病因,或在其发病机制中起重要作用,在治疗中必须予以重视并纠正。应用大剂量B族维生素有利于神经损伤的修复和再生,地巴唑、加兰他敏也有促进神经功能恢复的作用,还可使用神经生长因子、神经节苷脂等。

3.对症处理

急性期应卧床休息,疼痛可用止痛剂、卡马西平、苯妥英钠等;恢复期可用针灸、理疗和康复治疗,以促进肢体功能恢复;重症患者护理时要定期翻身,保持肢体功能位,防止挛缩和畸形。

第二节　坐骨神经痛

坐骨神经痛是一种主要表现为沿坐骨神经走行及其分布区,即臀部、大小腿后外侧和足外侧部的阵发性或持续性的疼痛。一般多为单侧。男性多见,尤以成年人为多。坐骨神经痛为周围神经系统常见疾病之一,可由很多原因引起。一般可分为原发性坐骨神经痛和继发性坐骨神经痛。原发性坐骨神经痛即坐骨神经炎,临床较少见。继发性坐骨神经痛多见,可由脊椎病变、椎管内病变、盆腔内病变、骨和关节疾病、糖尿病及臀部药物注射的位置不当等引起。本病常可影响或严重影响工作和学习。

一、病因病理

寒邪入侵腰腿局部是本病的主要病因。寒为阴邪,其性凝滞,气血为寒邪所阻,不通则痛,故腰腿局部疼痛是本病的主要症状。寒主收引,因此经脉拘急,肢体屈伸不利。

寒邪易伤人之阳气。阳虚则可导致气血凝滞。瘀血阻滞脉络,不通则痛,故临床表现为痛痹。

腰为肾之府,膝为筋之府,肝主筋。若素体肝肾亏虚,或久病肝肾失养,轻则易引起腰腿部疼痛,重则导致局部肌肉萎缩。

亦有感受湿热之邪,侵入筋膜,或风寒湿痹久郁化热,灼伤筋肉,导致热痹或湿热痹。

二、诊断

(一)症状

1.疼痛

主要为沿臀部、大腿后面向腘窝部、小腿外侧直至踝部、足底部的放射痛。多呈持续性、阵发性加剧。活动时加重,休息时减轻。为了减轻疼痛,患者常采取特殊体位,站立时身体略向健侧倾斜,用健侧下肢持重,病侧下肢在髋、膝关节处微屈,造成脊椎侧凸,凸向健侧。坐位时将全身重量依靠于健侧坐骨粗隆,患肢屈曲。卧位时向健侧卧,并将患肢屈曲。行走时患肢髋关节处轻度外展外旋,膝关节处稍屈曲,足尖足掌着地而足跟不敢着地。变动体位时,往往不能及时自如地活动。

2.麻木

患肢足背外侧和小腿外侧可能有轻微感觉减退。

3.肢体无力

主要表现在大腿的伸髋、小腿的屈曲，以及足的外翻动作。

(二)体征

1.压迫痛

可能在以下 5 个区域内找到敏感的压痛点：①脊椎旁点——第 4、5 腰椎棘突旁 3 cm 处。②臀中点——坐骨结节与股骨大粗隆之间。③腘窝点——腘窝横线上 2～3 cm 处。④腓肠肌点——位于小腿后面中央。⑤踝点——外踝后方。

2.牵引痛

牵拉坐骨神经可产生疼痛。通常用直腿抬高试验，即在整个下肢伸直状态下向上抬高患肢，若患者抬高不过 70°角，则为阳性。

3.反射

跟腱反射减低或消失。膝腱反射正常。

(三)病因诊断

根据坐骨神经痛的特有症状及体征，诊断并不困难。但病因诊断则不易。以下为几种较常见的疾病。

1.腰脊神经根炎

其疼痛常波及股神经，或双下肢。可由腰部外伤、病灶感染、结核病、风湿病及病毒感染引起。

2.腰椎间盘突出

起病突然。常有明显外伤史。疼痛剧烈，卧床后可减轻。相应的椎间隙和椎旁可有压痛、腰椎曲度改变、腰肌痉挛、Lasegue 征强阳性。X 线片可显示椎间隙变窄。

3.硬膜外恶性肿瘤

疼痛剧烈。往往可找到原发病。X 线片可能发现骨质破坏。

4.马尾蜘蛛膜炎

疼痛较轻，进展缓慢。可依靠脊髓碘油造影确诊。

5.马尾良性肿瘤

疼痛剧烈，范围广泛。夜间疼痛加剧。脑脊液有改变。部分患者可出现视盘水肿等颅内压增高的表现。

6.盆腔炎

疼痛较轻。有妇科体征。血液白细胞增多,血沉加速。

7.妊娠时往往可因盆腔充血或胎儿压迫引起坐骨神经痛

疼痛较轻,体征可能阙如,休息后减轻,分娩后疼痛消失。

8.潮湿或受凉引起坐骨神经痛

体征局限,一般无牵引痛。

9.臀部注射引起坐骨神经痛

疼痛出现在注射后不久,症状可轻可重。检查注射部位可发现错误。

(四)不典型的原发性坐骨神经痛和所有继发性坐骨神经痛

对不典型的原发性坐骨神经痛和所有继发性坐骨神经痛,均应做 X 线检查,包括腰骶椎、骨盆、骶髂关节、髋关节。需要时,也应详细检查腹腔和盆腔,必要时也可做腰椎穿刺和奎肯施泰特试验。如怀疑蛛网膜下腔梗阻,可做椎管碘油造影。

三、鉴别诊断

类风湿关节炎、结核、肿瘤、脊柱畸形等引起的症状性坐骨神经痛可根据病史、血沉、X 线检查或腰穿查脑脊液等与坐骨神经痛做鉴别。

髋关节或骶髂关节疾病,此两者跟腱反射正常,无感觉改变,髋关节或骶髂关节活动时疼痛明显,Patrick征阳性。根据病史及检查即可与坐骨神经痛做鉴别。必要时可予 X 线检查以明确诊断。

四、并发症

本病病程久者,可并发脊柱侧弯、跛行及患肢肌肉萎缩。

五、治疗

(一)病因治疗

(1)腰椎间盘突出是坐骨神经痛最常见的病因。一般可先进行牵引或推拿治疗,若无效或大块椎间盘突出,产生脊髓或神经根较严重压迫者,则应及时行椎间盘摘除术。

(2)马尾圆锥肿瘤、腹后部或盆腔肿瘤等,应及时手术摘除。

(3)妊娠合并坐骨神经痛,休息后疼痛减轻,不必采取特殊治疗。

(4)邻近组织炎症所致者,可根据不同情况采用抗感染或抗结核治疗。

（二）对症治疗

（1）急性发作期应卧床休息，绝对睡硬板床。

（2）止痛药：可选用索米痛片、阿司匹林、保泰松、抗炎松、吲哚美辛等。

（3）维生素 B_1 100 mg，每天 1～2 次，肌内注射。维生素 B_{12} 100～250 mg，每天 1 次，肌内注射。

（4）封闭疗法：1%～2%普鲁卡因，或利多卡因行坐骨神经封闭，可获一定疗效。若在上述溶液中加入醋酸可的松 25 mg，可增强疗效。

（5）肾上腺皮质激素：可以减轻炎症反应，在炎症急性期、创伤、蛛网膜粘连等情况下可以使用。一般用泼尼松 5～10 mg，每天 3 次；或醋酸可的松 25 mg，肌内注射，每天 1 次。

（6）理疗：短波透热疗法、离子透入法等，有助于止痛。

（三）其他治疗

针灸、电针、针刀、射频消融、推拿，已被证实有较好的疗效。

第三节　POEMS 综合征

POEMS 综合征又称 Crow-Fukase 综合征。本病为多系统受累的疾病，临床上以多发性神经炎（polyneuropathy）、脏器肿大（organomegaly）、内分泌病（endocrinopathy）、M 蛋白（M protein）、皮肤损害（skin changes）为主要表现，这五大临床表现的每一个外文字头，组合成缩写词，命名为 POEMS 综合征。因 Crow 于 1956 年首先报道骨髓瘤伴发该综合征的临床表现，Fukase 于 1968 年将其作为一个综合征提出来，故又称为 Crow-Fukase 综合征。

一、病因及病理

不完全清楚，目前多认为与浆细胞瘤、自身免疫有关。浆细胞瘤分泌毒性蛋白，对周围神经及垂体和垂体-下丘脑结构产生免疫损害，从而导致周围神经损害、内分泌和皮肤的改变。自身免疫异常，导致浆细胞产生异常免疫球蛋白，从而损害多系统，形成 POEMS 综合征。

二、临床表现

青壮年男性多见，男女比例为 2∶1，起病或急或缓，从发病到典型临床表现出现的时间不一,数月至数年不等,首发临床表现不一,有时不典型,病程的不同时期表现复杂多变,病情进行性加重,主要临床表现可归纳为以下 7 种。

(一)慢性进行性多发性神经病

见于所有患者,大多为首发症状,表现为从远端开始的肢体对称性逐渐加重的感觉、运动障碍,感觉障碍表现为向心性发展的"手套-袜套"状感觉减退,肌无力下肢较上肢为重,很快出现肌萎缩,腱反射减弱,后期消失,脑神经主要表现为视盘水肿,其支配的肌肉很少瘫痪,自主神经功能障碍主要表现为多汗,个别人在疾病的后期可出现括约肌功能障碍。

(二)脏器肿大

主要表现为肝脾大,一般为轻中度肿大,质地中等硬度,胰腺肿大亦十分常见,个别人可出现心脏扩大,一部分患者可出现全身淋巴结肿大。在病后期小部分患者可出现肝硬化,门脉高压,一般不出现脾功能亢进。

(三)皮肤改变

大部分病例在病后 30 天左右即可出现明显的皮肤发黑,暴露部位明显,乳晕呈黑色,皮肤增厚、粗糙、多毛。也可出现红斑、皮疹、硬皮病样改变。皮肤改变有时可作为首发症状就诊。

(四)内分泌紊乱

明显的改变为雄性激素降低,而雌激素减低不明显,有的患者轻微升高,血泌乳素升高,从而出现男性乳房发育,勃起功能障碍,男性女性化,女性乳房增大、溢乳、闭经。胰岛素分泌不足,可导致血糖升高,其中合并糖尿病的人数占总人数的 28%。甲状腺功能低下,T_3、T_4 降低,约占全部患者的 24%。

(五)血中 M 蛋白阳性

多为 IgG,其次为 IgA,国外报道可见于一半以上的患者,国内报道不足 50%。

(六)水肿

疾病的早期即可出现水肿,中期明显加重,最初眼睑及双下肢出现水肿,腹水、胸腔积液、心包积液几乎见于全部中期患者,积液量中等,有时是患者首次就诊的原因。有的患者出现腹水的同时可出现腹痛。

(七)其他

本病可引起广泛的血管病变,包括大、中、小动脉血管及微血管、静脉等,主要表现为闭塞性血管病,多发生在脑血管、腹腔的静脉,心血管偶可受累,表现为脑梗死、腹腔的静脉血栓形成及心绞痛等。疾病的中后期可出现低热、盗汗、体重下降、消瘦、杵状指等。

三、辅助检查

(一)血常规

示贫血,血沉增快。

(二)尿液检查

可有本周蛋白。

(三)血清学检查

血清蛋白电泳可呈现 M 蛋白,但增高不明显。

(四)脑脊液检查

脑脊液压力增高,蛋白轻、中度升高,细胞数正常,个别人可有轻微增加。

(五)内分泌检查

血 T_3、T_4 降低,血雄性激素降低,血泌乳素升高,胰岛素降低等。

(六)骨体检查

可见浆细胞增生,或可出现骨髓瘤表现。

(七)肌电图

显示神经源性损害、周围神经传导速度减慢,神经活检为轴索变性及节段性脱髓鞘,间质可见淋巴细胞和浆细胞浸润。

(八)X 线检查

可见骨硬化、溶骨病灶,骨硬化常见,主要累及盆骨、肋骨、股骨、颅骨等。

四、诊断

本病表现复杂,诊断主要依靠症状,Nakaniski 提出 7 个方面的诊断标准。

(1)慢性进行性多发性神经病。

(2)皮肤改变。

(3)全身水肿。

(4)内分泌紊乱。

(5)脏器肿大。

(6)M 蛋白。

(7)视盘水肿、脑脊液蛋白升高。

其他可有低热、多汗,因:①慢性多发性神经病见于所有患者;②M 蛋白是该病的主要原因。所以这两项为必备条件,具备这两项后,如再加上其他一项临床表现即可确诊。

五、鉴别诊断

(一)吉兰-巴雷综合征

该病以肢体对称性的运动障碍,从下肢开始,脑脊液有蛋白-细胞分离现象,但不具内脏肿大、M 蛋白、皮肤改变等多系统的改变。

(二)肝硬化

肝硬化主要表现为肝脾大、腹水、食管静脉曲张等门脉高压表现,可有脾功能亢进,虽可并发周围神经损害,但无 M 蛋白、骨髓瘤或髓外浆细胞瘤、皮肤等多系统表现。

(三)结缔组织病

结缔组织病表现为多脏器多系统损害,可有低热、血沉快、皮肤改变、肌炎等,但同时出现周围神经病变及脏器肿大、水肿者不常见,也不出现 M 蛋白。

六、治疗

本病无特效治疗方法,治疗的远期效果很不理想,病情反复加重。常用的治疗手段如下。

(一)免疫抑制剂

(1)泼尼松 30～80 mg,每天或隔天 1 次口服,病情缓解后减量,改为维持量维持。

(2)环磷酰胺 100～200 mg,每天 1 次。

(3)硫唑嘌呤 100～200 mg,每天 1 次。

泼尼松效果差时,联合环磷酰胺或硫唑嘌呤,如联合使用效果仍差,可加服或改服他莫昔芬,每次10～20 mg,每天 3 次,可提高疗效。

(二)神经营养药物

针对末梢神经炎可使用 B 族维生素口服,维生素 B_1 30 mg,每天 3 次,维生素 B_{12} 500 μg,每天 3 次,也可使用神经生长因子,适量肌内注射。

(三)对症治疗

血糖升高的,可使用胰岛素,根据血糖水平及反应效果适量皮下注射。甲状腺功能低下者,口服甲状腺素片,根据 T_3、T_4 水平调整用量。水肿者,适量使用利尿剂,胸腔积液及腹水多时,穿刺抽水,改善症状。对重危患者,可应用血浆置换法,除去 M 蛋白。

(四)化疗

对有浆细胞瘤或骨髓瘤的患者,进行有效的化疗,可迅速缓解症状。

七、预后

本病经免疫抑制剂治疗,多数患者症状可暂时缓解,但停药即复发,即使维持用药,病情亦反复加重。有报告 5 年生存率 60%,个别患者可存活 10 年以上,对药物反应好的生存期长,说明生存期与药物的反应有关。

第四节　吉兰-巴雷综合征

吉兰-巴雷综合征(Guillain-Barré syndrome,GBS)是一种由多种因素诱发,通过免疫介导而引起的自身免疫性脱髓鞘性周围神经病,原称格林-巴利综合征。1916 年,Guillain、Barré、Strohl 报道了 2 例急性瘫痪的士兵,表现运动障碍、腱反射消失、肌肉压痛、感觉异常,无客观感觉障碍,并首次提出该病会出现脑脊液蛋白-细胞分离现象,经病理检查发现与 1859 年 Landry 报道的"急性上升性瘫痪"的病理改变非常相似。因此,被称为兰兑-吉兰-巴雷-斯特尔综合征。

急性炎性脱髓鞘性多发性神经病(acute inflammatory demyelinating polyneuropathy,AIDP)是最早被认识的经典 GBS,也是当今世界多数国家最常见的一种类型,又称急性炎性脱髓鞘性多发性神经根神经炎、急性感染性多发性神经根神经炎、急性感染性多发性神经病、急性特发性多发性神经根神经炎、急性炎性多发性神经根炎。病理特点是周围神经炎症细胞浸润、节段性脱髓鞘。临床主要表现为对称性弛缓性四肢瘫痪,可累及呼吸肌致呼吸肌麻痹而危及生命;脑脊液呈蛋白-细胞分离现象等。

该病在世界各地均有发病,发病率在多数国家是 $(0.4 \sim 2.0)/10$ 万。

1984年,我国21省农村24万人口调查中,GBS的年发病率为0.8/10万。1993年,北京郊区两县98万人口采用设立监测点进行前瞻性监测,其年发病率为1.4/10万。多数学者报道GBS发病无季节倾向,但我国河北省石家庄地区多发生于夏、秋季,并有数年1次流行趋势,或出现丛集发病。

一、病因与发病机制

有关GBS的病因及发病机制目前仍不十分明确,但经研究已取得较大进展。

(一)病因

1.感染因素

流行病学资料提示发病前的前驱非特异性感染,是促发GBS的重要因素。如Hutwitz(1983)报道1 034例GBS,约有70%的患者在发病前8周内有前驱感染因素,其中呼吸道感染占58%,胃肠道感染占22%,二者同时感染占10%。前驱感染的主要病原体有:①空肠弯曲菌(*Campylobacter jejuni*,CJ)。Rhodes(1982)首先注意到GBS与CJ感染有关。Hughes(1997)提出CJ感染常与急性运动轴索性神经病有关。在我国和日本,42%～76%的GBS患者血清中CJ特异性抗体增高。CJ是革兰氏阴性微需氧弯曲菌,是引起人类腹泻的常见致病菌之一,感染潜伏期为24～72小时,腹泻开始为水样便,以后出现脓血便,高峰期为24～48小时,约1周恢复。GBS患者常在腹泻停止后发病。②巨细胞病毒(cytomegalo virus,CMV)是欧洲和北美洲地区GBS的主要前驱感染病原体。研究证明CMV感染与严重感觉型GBS有关,发病症状严重,常出现呼吸肌麻痹,脑神经及感觉神经受累多见。③其他病毒,如E-B病毒(Epstein-Barr virus,EBV)、肺炎支原体(*Mycoplasma pneumonia*,MP)、乙型肝炎病毒(HBV)、水痘-带状疱疹病毒(varicella zoster virus,VZV)、单纯疱疹病毒(herpes simplex virus,HSV)、麻疹病毒、流行性感冒病毒、腮腺炎病毒、柯萨奇病毒、甲型肝炎病毒等。新近研究又发现屡有流感嗜血杆菌、幽门螺杆菌等感染与GBS发病有关。还有人类免疫缺陷病毒(human immunodeficiency virus,HIV)与GBS的关系也越来越受到关注。但是,研究发现人群中经历过相同病原体前驱感染,仅有少数人发生GBS,又如流行病学调查发现,许多人即使感染了CJ也不患GBS,提示感染因素不是唯一的病因,可能还与存在遗传易感性个体差异有关。

2.遗传因素

目前认为GBS的发生是具有某种易感基因的人群感染后引起的自身免疫

性疾病。国外学者报道 GBS 与人类白细胞抗原（HLA）基因分型（如 *HLA-DR* 3、*DR* 2、*DQBI* 、*B* 35）相关联；李春岩等对 31 例 AIDS、33 例急性运动轴索型神经病（AMAN）患者易感性与 *HLA-A* 、*B* 基因分型关系的研究，发现 *HLA-A* 33 与 AIDP 易患性相关联；*HLA-B* 15、*B* 35 与 AMAN 易患性相关联；郭力等发现 *HLA-DR* 16 和 *DQ* 5 与 GBS 易患性相关，而且不同 GBS 亚型 *HLA* 等位基因分布不同。还发现在GBS患者携带 *TNF* 2 等位基因频率、*TNF* 1/2 和 *TNF* 2/2 的基因频率都显著高于健康对照组，说明携带 *TNF* 2 等位基因的个体较不携带者发生 GBS 的危险性增加，编码 *TAFa* 基因位于人类 6 号染色体短臂上（6p21 区），*HLA* -Ⅲ类基因区内，因 *TAFa* 基因多个位点具有多态性，转录起始位点为上游第 308 位（－308 位点），故提示 *TAFa* 基因启动子－308G-A 的多态性与 GBS 的遗传易感性相关。所以，患者遗传素质可能决定个体对 GBS 的易感性。

3.其他因素

有报道患者发病前有疫苗接种史、外伤史、手术史等，还有人报道因其他疾病用免疫抑制剂治疗发生 GBS；也有患有其他自身免疫性疾病者合并 GBS 的报道。

（二）发病机制

目前主要针对其自身免疫机制进行了较深入研究。

1.分子模拟学说

如果感染的微生物或寄生虫等生物性因子的某些抗原成分的结构与宿主自身组织的表位相似或相同，便可通过交叉反应启动自身免疫性疾病的发生，这种机制在免疫学称为"分子模拟"。该学说是目前解释 GBS 与感染因子之间关系的主要理论依据。机体感染细菌或病毒后，由于它们与机体神经组织有相同的表位，针对感染原的免疫应答的同时，发生错误的免疫识别，通过抗原抗体交叉反应导致自身神经组织的免疫损伤，则引起 GBS 的发生。如 CJ 的菌体外膜上脂多糖（LPS）结构与人类周围神经神经节苷脂的结构相似，当易患宿主感染空肠弯曲菌后，产生保护性免疫反应消除感染的同时，也发生错误的免疫识别，激活了免疫细胞产生抗神经结苷脂自身抗体，攻击有共同表位的周围神经组织，导致周围神经纤维髓鞘脱失，干扰神经传导，而形成 GBS 的临床表现。又如研究发现，乙型肝炎表面抗原（HBsAg）分子的氨基酸序列中有一段多肽与人类及某些实验动物的周围神经髓鞘碱性蛋白分子的氨基酸序列中某段多肽完全相同，以此段多肽来免疫动物，可引起实验动物的周围神经病；某些个体感染了 HBV，

HBsAg 分子中的某段多肽,刺激机体免疫系统产生细胞免疫及体液免疫应答,以攻击、排斥此段多肽;因人的周围神经髓鞘碱性蛋白分子中有与此段多肽完全相同的多肽段,于是机体发生错误的免疫识别,也启动攻击周围神经髓鞘碱性蛋白分子中的此段多肽的自身免疫,导致周围神经髓鞘脱失而发生 GBS。

2.实验性自身免疫性神经炎(experimental autoimmune neuritis,EAN)动物模型研究

通过注射、口服或吸入抗原致敏,以及免疫细胞被动转移诱发等造成 EAN。如用牛 P2 蛋白免疫 Lewis 大鼠可诱发典型 EAN。其病理表现为周围神经、神经根节段性脱髓鞘及炎症反应,在神经根的周围可见到单核细胞及巨噬细胞浸润,自主神经受累,严重者可累及轴索。把 EAN 大鼠抗原特异性细胞被动转移给健康 Lewis 大鼠,经 4～5 天潜伏期后可发生 EAN。EAN 与 GBS 两者的临床表现及病理改变相似。均提示 GBS 是一种主要以细胞免疫为介导的疾病。但研究发现,将 P2 抗体(EAN 动物的血清)直接注射到健康动物的周围神经亦可引起神经传导阻滞及脱髓鞘,提示体液因子也参与免疫病理过程。

3.细胞因子与 GBS 发病的研究

(1)细胞因子在 GBS 发病中起至关重要的作用。

干扰素-γ(IFN-γ)是主要由 Th_1 细胞分泌的一种多效性细胞因子,能显著增加抗原呈递细胞表达等作用,与神经脱髓鞘有关。因病毒感染,伴随产生的干扰素-γ,引起血管内皮细胞、巨噬细胞、施万细胞的 MHC-Ⅱ型抗原表达。活化的巨噬细胞可直接吞噬或通过分泌炎症介质引起髓鞘脱失,是致病的关键性因子。

肿瘤坏死因子-α(TNF-α)是由巨噬细胞和抗原激活的 T 细胞分泌,是引起炎症、自身免疫性组织损伤及选择性损害周围神经髓鞘的介质。GBS 患者急性期血清 TNF-α 质量浓度增高,且增高的程度与病变的严重程度相关,当患者康复时血清 TNF-α 质量浓度亦恢复正常。

白细胞介素-2(IL-2)是由活化的 T 细胞分泌,能刺激 T 细胞增殖分化,激活 T 细胞合成更多的 IL-2 及 IFN-γ、TNF-α等细胞因子,促发炎症反应。

白细胞介素-12(IL-12)是由活化的单核/巨噬细胞、B 细胞等产生,IL-12 诱导 CD4$^+$ T 细胞分化为 Th1 细胞并使其增殖、合成 IFN-γ、TNF-α、IL-2 等,使促炎细胞因子合成增加;同时 IL-12 抑制 CD4$^+$ T 细胞分化为 Th2 细胞而合成 IL-4、IL-10,使 IL-4、IL-10 免疫下调因子合成减少。IL-12 在 GBS 中的致病作用可能是使IFN-γ、TNF-α、IL-2 等炎细胞因子合成增加,使IL-4、IL-10 免疫下调因子合成减少,最终促使神经脱髓鞘、轴索变性而发病。

白细胞介素-6(IL-6)是由 T 细胞或非 T 细胞产生的一种多功能的细胞因子。IL-6的一个主要的生物学功能是促使 B 细胞增殖、分化并产生抗体。IL-6 对正常状态的 B 细胞无增殖活性,但可促进病毒感染的 B 细胞增殖,促进抗体产生。IL-6 在 GBS 发病中通过激发 B 细胞产生致病的抗体而发病。

白细胞介素-18(IL-18)主要由单核-巨噬细胞产生,启动免疫级联反应,使各种炎症细胞、细胞因子及其炎症介质释放,进入周围神经组织中引起一系列免疫病理反应,导致髓鞘脱失。总之,这一类细胞因子(TNF-α、IFN-γ、IL-2、IL-6、IL-12、IL-18 等)是促炎因子,与 GBS 发病及病情加重有关。

(2)另一类细胞因子对 GBS 具有调节免疫、减轻炎症性损害、终止免疫病理反应、促进髓鞘修复等作用。

白细胞介素-4(IL-4)是由 Th2 分泌的一种 B 细胞生长因子和免疫调节剂,可下调 Th1 细胞的活性,在疾病的发展中起免疫调节作用,可抑制 GBS 的发生。

白细胞介素-10(IL-10)是由 Th2 细胞分泌,能抑制Th1 细胞、单核-巨噬细胞合成 TNF-a、TNF-γ、IL-2 等致炎因子,是一种免疫抑制因子,有助于脱髓鞘的修复,则 GBS 患者症状减轻。

白细胞介素-13(IL-13)是由活化的 Th2 细胞分泌的,具有免疫抑制和免疫调节作用,能抑制单核-巨噬细胞产生多种致炎因子和趋化因子,从而具有显著抗炎作用。

干扰素-β(IFN-β)是由成纤维细胞产生,具有抗病毒、抗细胞增殖和免疫调节作用,能减轻组织损伤,有利于疾病的恢复。故细胞因子 IL-4、IL-10、IL-13、TGF-β 等是抑炎细胞因子,与 GBS 临床症状缓解有关。

总之,细胞因子在 GBS 的发病过程中起至关重要的作用,促炎症细胞因子如 TNF-α、IFN-γ、IL-2、IL-6、IL-12、IL-18 等与 GBS 发病及病情加重有关,对 GBS 的发病起促进作用;抑炎症细胞因子IL-4、IL-10、IL-13、TGF-β 等可下调炎症反应,有利于机体的恢复。促炎症细胞因子和抑炎症细胞因子两者在人体内的平衡情况影响着 GBS 的发生、发展和转归。

目前研究较公认的 GBS 发生是因某些易感基因的人群感染(如空肠弯曲菌)后,经过一段潜伏期,机体产生抗抗原成分(抗空肠弯曲菌)的抗体后发生交叉反应,抗体作用于靶位导致神经组织脱髓鞘和功能改变而致病。李海峰报道 IgM 型 CM1 抗体与 CJ 近期感染有关,CJ 感染后可通过 CM1 样结构发生交叉反应导致神经组织结构和功能的改变。李松岩报道 CM1IgG 抗体与 AMAN 及

AIDP 均相关。该抗体的产生机制可能为 CJ 及其脂多糖具有与人类神经节苷脂类似的结构,因而针对细菌的免疫反应产生了自身抗体,抗体攻击神经组织髓鞘,致使髓鞘破坏而引起发病。研究发现,在髓鞘裂解处及神经膜上有 IgG、IgM 和 C_3 的沉积物,而血清中补体减少。补体 C_3 降低提示补体参与免疫过程,该抗原抗体反应同时在补体参与及细胞因子的协同作用下发生 GBS。

综上所述,GBS 的发病,感染为始动因素,细胞免疫介导、细胞因子网络之间的调节紊乱和体液免疫等共同参与导致免疫功能障碍,促使周围神经髓鞘脱失而发生自身免疫性疾病。

二、临床表现

半数以上的患者在发病前数天或数周曾有感染史,以上呼吸道及胃肠道感染较为常见,或有其他病毒感染性疾病发生,或有疫苗接种史、手术史等。多以急性或亚急性起病。一年四季均可发病,但以夏秋季(6～10 月约占 75.4%)为多发;男女均可发病,男女之比 1.4∶1;任何年龄均可发病,但以 30 岁以下者最多。国内报道儿童和青少年为 GBS 发病的两个高峰。

(一)症状与体征

1.运动障碍

首发症状常为双下肢无力,从远端开始逐渐向上发展,四肢呈对称性弛缓性瘫痪,下肢重于上肢,近端重于远端,亦有远端重于近端者。轻者尚可行走,重者四肢完全性瘫痪,肌张力低,腱反射减弱或消失,部分患者有轻度肌萎缩。长期卧床可出现失用性肌萎缩。GBS 患者呈单相病程,发病 4 周后肌力开始恢复,一般无复发-缓解。急性重症患者对称性肢体无力,在数天内从下肢上升至躯干、上肢或累及支配肋间及膈肌的神经,导致呼吸肌麻痹,称为 Landry 上升性麻痹,表现除四肢弛缓性瘫痪外,有呼吸困难、说话声音低、咳嗽无力、缺氧、发绀,严重者可因完全性呼吸肌麻痹,而丧失自主呼吸。

2.脑神经损害

舌咽-迷走神经受损较为常见,表现吞咽困难、饮水呛咳、构音障碍、咽反射减弱或消失等;其次是面神经受损,表现为周围性面瘫;动眼神经亦可受累,表现眼球运动受限;三叉神经受累,表现为张口困难及面部感觉减退。总的来说,单发脑神经受损较少,多与脊神经同时受累。

3.感觉障碍

发病后多有肢体感觉异常,如麻木、蚁行感、烧灼感、针刺感及不适感等。客观感觉障碍不明显,或有轻微的手套样、袜套样四肢末端感觉障碍,少数人有位置觉障碍及感觉性共济失调。常有 Lasègue 征阳性及腓肠肌压痛。

4.自主神经障碍

皮肤潮红或苍白,多汗,四肢末梢发凉,血压升高或降低,心动过速或过缓,尿潴留或尿失禁等。

5.其他

少数患者有精神症状,或有头疼、呕吐、视盘水肿,或一过性下肢病理征,或有脑膜刺激征等。

(二)GBS 变异型

1.急性运动轴索型神经病(acute motor axonal neuropathy,AMAN)

免疫损伤主要的靶位是脊髓前根和运动神经纤维的轴索,导致轴索损伤,或免疫复合物结合导致轴索功能阻滞,病变多集中于周围神经近段或末梢,髓鞘相对完整无损,无明显的炎症细胞浸润,多伴有血清抗神经节苷脂 GM1、GM1b、GD1a 或 Ga1Nac-CD1a 抗体滴度增高。

AMAN 的病因及发病机制不清,目前认为与 CJ 感染有关。据报道 GBS 发病前 CJ 感染率美国为 4%、英国为 26%、日本为 41%、中国为 51% 或 66%。病变以侵犯神经远端为主,临床表现主要为肢体瘫痪,无感觉障碍症状,病情严重者发病后迅速出现四肢瘫痪,伴有呼吸肌受累。早期出现肌萎缩者,预后相对不好。年轻患者神经功能恢复较好。本型流行病学特点是儿童多见,夏秋季多见,农村多见。

2.急性运动感觉性轴索型神经病

急性运动感觉性轴索型神经病(acute motor and sensory axonal neuropathy,AMSAN)也称暴发轴索型 GBS。免疫损伤主要的靶位在轴索,但同时波及脊髓前根和背根,以及运动和感觉纤维。临床表现病情大多严重,恢复缓慢,预后较差。患者常有血清抗 GM1、GM1b 或 GD1a 抗体滴度增高。此型不常见,占 GBS 的 10% 以下。

3.Miller-Fisher 综合征

Miller-Fisher 综合征(MFS)简称 Fisher 综合征。此型约占 5%,以急性或亚急性发病。临床表现以眼肌麻痹、共济失调和腱反射消失三联征为特点,无肢体瘫,若伴有肢体肌力减低也极轻微。部分电生理显示受累神经同时存在髓鞘脱失、炎症细胞浸润和轴索传导阻滞,患者常有血清抗 GQ1b 抗体滴度增高。MFS 呈单相性病程,病后2~3周或数月内大多数患者可自愈。

4.复发型急性炎性脱髓鞘性多发性神经根神经病

复发型急性炎性脱髓鞘性多发性神经根神经病(relapsing type of AIDP)是AIDP患者数周致数年后再次复发,5%～9%的AIDP患者有1次以上的复发。复发后治疗仍有效。但恢复不如第一次完全,有少数复发患者呈慢性波动性进展病程,变成慢性型GBS。

5.纯感觉型 Guillain-Barré 综合征

表现为四肢对称性感觉障碍和疼痛,感觉性共济失调,伴有肢体无力,电生理检查符合脱髓鞘性周围神经病,病后5～14个月肌无力恢复良好。

6.多数脑神经型 Guillain-Barré 综合征

多数脑神经型 Guillain-Barré 综合征是GBS伴多数运动性脑神经受累。

7.全自主神经功能不全型 Guillain-Barré 综合征

全自主神经功能不全型 Guillain-Barré 综合征是以急性或亚急性发作的单纯全自主神经系统功能失调综合征,病前有感染史。表现为全身无汗、口干、皮肤干燥、便秘、排尿困难、直立性低血压、勃起功能障碍等,无感觉障碍和瘫痪。病程呈单相性,预后良好。

(三)常与多种疾病伴发

1.心血管功能紊乱

GBS患者可伴有心律失常,心电图 ST 段改变;血压升高或降低;并发心肌炎、心源性休克等。经追踪观察,随神经功能恢复心电图变化也随之好转。学者们认为是交感神经脱髓鞘或交感神经节的病损所致;还有学者认为是血管活性物质儿茶酚胺和肾上腺素升高所致。因心功能障碍可致心脏骤停,故对重症GBS患者要心功能监护。

2.甲状腺功能亢进症

甲状腺功能亢进症与GBS两者是伴发还是继发尚不清楚,两者均与自身免疫功能失调有关,故伴发可能性大。

3.流行性出血热

有报道流行性出血热与GBS伴发。GBS是感染后激发免疫反应致周围神经脱髓鞘病;流行性出血热是由汉坦病毒感染的自然疫源性疾病,尚未见GBS感染该病毒的报道,有待进一步观察研究。

4.其他

临床报道还有GBS与钩端螺旋体病、伤寒、支原体肺炎、流行性腮腺炎、白血病、神经性肌强直、低血钾、多发性肌炎等伴发,都有待临床观察研究。

(四)临床分型

《中华神经精神科杂志》编委会于 1993 年 10 月召开 GBS 研讨会,会议以 Asbury AK(1990)发表的标准,结合国情制定我国 GBS 临床分型标准。

1.轻型

四肢肌力 3 度以上,可独立行走。

2.中型

四肢肌力 3 度以下,不能独立行走。

3.重型

第Ⅸ、Ⅹ对脑神经和其他脑神经麻痹。不能吞咽,同时四肢无力到瘫痪,活动时有轻度呼吸困难,但不需要气管切开行人工呼吸。

4.极重型

在数小时至 2 天,发展到四肢瘫痪,吞咽不能,呼吸机麻痹,必须立即气管切开行人工呼吸,伴有严重心血管功能障碍或暴发型并入此型。

5.再发型

数月(4～6 个月)至 10 多年可有多次再发,轻重如上述症状,应加倍注意,往往比首发重,可由轻型直到极重型症状。

6.慢性型或慢性炎症脱髓鞘多发性神经病

由两月至数月乃至数年缓慢起病,经久不愈,脑神经受损少,四肢肌肉萎缩明显,脑脊液蛋白含量持续增高。

7.变异型

纯运动型 GBS;感觉型 GBS;多脑神经型 GBS;纯自主神经功能不全型 GBS;其他还有 Fisher 综合征、少数 GBS 伴一过性锥体束征和伴小脑共济失调等。

三、辅助检查

(一)脑脊液检查

1.蛋白细胞分离

病初期蛋白含量与细胞数均无明显变化,1 周后蛋白含量开始增高,病后 4～6 周达高峰,最高可达 10 g/L,一般为 1～5 g/L。蛋白含量高低与病情不呈平行关系。在疾病过程中,细胞数多为正常,有少数可轻度增高,表现蛋白-细胞分离现象。

2.免疫球蛋白含量升高

脑脊液中 IgG、IgM、IgA 含量明显升高,可出现寡克隆 IgG 带,阳性率在 70% 以上。

(二)血液检查

1.血象

白细胞多数正常,部分患者中等多核白细胞增多,或核左移。

2.外周血

T 淋巴细胞亚群异常,急性期患者抑制 T 细胞(Ts)减少,辅助 T 细胞(Th)与 Ts 之比(Th/Ts)升高。

3.血清免疫球蛋白含量升高

血清中 IgG、Ig M、IgA 等含量均明显升高。

(三)电生理检查

1.肌电图

约有 80% 的患者神经传导速度减慢,运动神经传导速度减慢更明显,常有神经传导潜伏期延长,F 波的传导速度减慢。当临床症状消失后,神经传导速度仍可减慢,可持续几个月或更长时间。此项检查可预测患者的预后情况。

2.心电图

多数患者的心电图正常,部分患者出现 ST 段降低、T 波低平、窦性心动过速,以及心肌劳损、传导阻滞、心房颤动等表现。

四、诊断与鉴别诊断

(一)诊断

根据如下表现,典型病例诊断并不困难:①儿童与青少年多发;②病前多有上呼吸道或胃肠道感染或疫苗接种史;③急性或亚急性起病;④表现双下肢或四肢无力,对称性弛缓性瘫痪,腱反射减弱或消失;⑤可有脑神经受损;⑥多有感觉异常;⑦脑脊液有蛋白-细胞分离现象等。

《中华神经精神科杂志》编委会于 1993 年 10 月召开 GBS 研讨会,会议以 Asbury AK(1990)发表的标准,结合国情制定我国 GBS 诊断标准。

(1)进行性肢体力弱,基本对称,少数也可不对称,轻则下肢无力,重则四肢瘫,包括躯体瘫痪、延髓性麻痹、面肌以至眼外肌麻痹,最严重的是呼吸机麻痹。

(2)腱反射减弱或消失,尤其是远端常消失。

（3）起病迅速，病情呈进行性加重，常在 1～2 周达高峰，到第 4 周停止发展，稳定，进入恢复期。

（4）感觉障碍主诉较多，客观检查相对较轻，可呈手套样、袜子样感觉异常或无明显感觉障碍，少数有感觉过敏，神经干压痛。

（5）脑神经受损以舌咽神经、迷走神经、面神经多见，其他脑神经也可受损，但视神经、听神经几乎不受累。

（6）可合并自主神经功能障碍，如心动过速、高血压、低血压、血管运动障碍、出汗多，可有一时性排尿困难等。

（7）病前 1～3 周约半数有呼吸道、肠道感染，不明原因发热、水痘、带状疱疹、腮腺炎、支原体、疟疾等，或淋雨受凉、疲劳、创伤、手术等。

（8）发病后 2～4 周进入恢复期，也可迁延至数月才开始恢复。

（9）脑脊液检查，白细胞计数常少于 10×10^6/L，1～2 周蛋白含量增高，呈蛋白-细胞分离现象，如细胞数超过 10×10^6/L，以多核为主，则需排除其他疾病。细胞学分类以淋巴细胞、单核细胞为主，并可出现大量吞噬细胞。

（10）电生理检查，病后可出现神经传导速度明显减慢，F 反应近端神经干传导速度减慢。

（二）鉴别诊断

1.多发性周围神经病

（1）缓慢起病。

（2）感觉神经、运动神经、自主神经同时受累，远端重于近端。

（3）无呼吸肌麻痹。

（4）无神经根刺激征。

（5）脑脊液正常。

（6）多能查到病因，如代谢障碍、营养缺乏、药物中毒，或有重金属及化学药品接触史等。

2.低钾型周期麻痹

（1）急性起病，四肢瘫痪，近端重、远端轻、下肢重、上肢轻。

（2）有反复发作史或家族史，病前常有过饱、过劳、饮酒史。

（3）无脑神经损害，无感觉障碍。

（4）脑脊液正常。

（5）发作时可有血清钾低。

（6）心电图出现 Q-T 间期延长，ST 段下移，T 波低平或倒置，可出现宽大的

U 波或 T 波、U 波融合等低钾样改变。

（7）补钾后症状迅速改善。

3.全身型重症肌无力

（1）四肢无力,晨轻夕重,活动后加重,休息后症状减轻。

（2）无感觉障碍。

（3）常有眼外肌受累,表现上眼睑下垂、复视等。

（4）新斯的明试验或疲劳试验阳性。

（5）肌电图重复刺激波幅减低。

（6）脑脊液正常。

4.急性脊髓炎

（1）先驱症状发热。

（2）急性起病,数小时或数天达高峰。

（3）脊髓横断性损害,有明显的节段性感觉平面,有传导束性感觉障碍,脊髓休克期后应出上单位瘫。

（4）括约肌症状明显。

（5）脑脊液多正常,或有轻度的细胞数和蛋白含量增多。

5.急性脊髓灰质炎

患者常未服或未正规服用脊髓灰质炎疫苗。

（1）起病时常有发热。

（2）急性肢体弛缓性瘫痪,多为节段性,瘫痪肢体多明显不对称。

（3）无感觉障碍,肌萎缩出现较早。

（4）脑脊液蛋白含量和细胞数均增多。

（5）肌电图呈失神经支配现象,运动神经传导速度可正常,或有波幅减低。

6.多发性肌炎

（1）常有发热、皮疹、全身不适等症状。

（2）全身肌肉广泛受累,以近端多见,表现酸疼无力。

（3）无感觉障碍。

（4）血象白细胞计数增高、血沉快。

（5）血清肌酸激酶、醛缩酶和谷丙氨酸氨基转移酶明显增高。

（6）肌电图示肌源性改变。

（7）病理活检示肌纤维溶解断裂,炎细胞浸润,毛细血管内皮细胞增厚。

7.血卟啉病

(1)急性发作性弛缓性瘫痪。

(2)急性腹痛伴有恶心、呕吐。

(3)有光感性皮肤损害。

(4)尿呈琥珀色,暴露在日光下呈深黄色。

8.肉毒中毒

(1)有进食物史,如吃家制豆腐乳、豆瓣酱后发病,且与同食者一起发病。

(2)有眼肌麻痹、吞咽困难、呼吸肌麻痹、心动过缓等。

(3)肢体瘫痪轻。

(4)感觉无异常。

(5)脑脊液正常。

9.脊髓肿瘤

(1)起病缓慢。

(2)常有单侧神经根痛,后期可双侧持续痛。

(3)早期一般来说病侧肢体无力,后期双侧受损或出现脊髓横断性损害。

(4)腰椎穿刺椎管梗阻。

(5)脊髓 MRI 检查可显示占位性病变。

五、治疗

(一)一般治疗

由于 GBS 病因及发病机制不清,目前尚无特效治疗,但 GBS 的病程自限,如能精心护理及给予恰当的支持治疗,一般预后良好。急性期患者需要及时住院观察病情变化,GBS 最严重和危险的情况是发生呼吸肌麻痹,所以要严密监控患者的自主呼吸;新入院患者病情尚未得到有效控制,尤其需要观察有无呼吸肌麻痹的早期症状,如通过询问患者呼吸是否费力,有无胸闷、气短,能否吞咽及咳嗽等;观察患者的精神状态、面色改变等可了解其呼吸情况。同时:①加强口腔护理,常拍背,有痰要及时吸痰,或体位引流,清除口腔内分泌物,保持呼吸道畅通,预防呼吸道感染。②对重症患者应进行心肺功能监测,发现病情变化及时处置,如呼吸肌麻痹则及时抢救,尽早使用呼吸器,是减少病死率的关键。③有吞咽困难者应尽早鼻饲,防止食物流入气管内而窒息或引起肺部感染。④瘫痪肢体要保持功能位,适当进行康复训练,防止肌肉萎缩,促进瘫痪肢体的功能恢复。⑤定时翻身,受压部位要经常给予按摩,改善局部的血液循环,预防压疮。

(二)呼吸肌麻痹抢救

呼吸肌麻痹表现:①患者说话声音低,咳嗽无力;②呼吸困难或矛盾呼吸(当肋间肌麻痹时吸气时腹部下陷)。

1.呼吸肌麻痹的处理

当患者有轻度呼吸肌麻痹时,首先是口腔护理,及时清除口腔内分泌物,湿化呼吸道,用蒸汽吸入或超声雾化,2~4 次/天。每次 20 分钟,可降低痰液黏稠度,有利痰液的排出。对重症 GBS 患者要床边监护,每 2 小时测量呼吸量,当潮气量<1 000 mL 时或患者连续读数字不超过 4 时,说明换气功能不好,患者已血氧不足、二氧化碳潴留,需及时插管行人工呼吸。

2.应用人工呼吸机的指标

(1)患者呼吸浅、频率快、烦躁不安等呼吸困难,四肢末梢轻度发绀有缺氧。

(2)检测二氧化碳分压达 8.0 kPa(60 mmHg)以上。

(3)氧分压低于 6.5 kPa(50 mmHg)或动脉 pH 在 7.3 及以下时,均提示有缺氧和二氧化碳潴留,要尽快使用人工辅助呼吸纠正乏氧。

3.停用人工呼吸机的指征

(1)患者神经系统症状改善,呼吸功能恢复正常。

(2)平静呼吸时矛盾呼吸基本消失。

(3)肺通气功能维持正常生理需要。

(4)肺部炎症基本控制。

(5)血气分析正常。

(6)间断停用呼吸器无缺氧现象。

(7)已达 24 小时以上的正常自主呼吸。

4.气管切开插管的指征

(1)GBS 患者发生呼吸肌麻痹。

(2)或伴有舌咽神经、迷走神经受累。

(3)或伴有肺部感染,患者咳嗽无力,呼吸道分泌物排出有困难时,应及时行气管切开,保持呼吸道畅通。气管切开后要严格执行气管切开护理规范。

5.拔管指征

(1)患者有正常的咳嗽反射。

(2)口腔内痰液能自行咯出。

(3)深吸气时无矛盾呼吸。

(4)肺部炎症已控制。

（5）吞咽功能已恢复。

（6）血气分析正常。

（三）静脉注射免疫球蛋白（intravenousi mmunoglobulin，IVIG）

1.免疫球蛋白治疗 GBS 的机制有多种解释

（1）通过 IgG 的 Fc 段封闭靶细胞 Fc 受体，阻断抗原刺激和自身免疫反应。

（2）通过 IgG 的 Fab 段结合抗原，防止产生自身抗体，或与免疫复合物中抗原结合，更易被巨噬细胞清除。

（3）中和循环中的抗体，可影响 T、B 细胞的分化及成熟，抑制白细胞免疫反应及炎症细胞因子的产生等。

2.临床应用指征

（1）急性进展期不超过 2 周，且独立行走不足 5 m 的 GBS 患者。

（2）使用其他疗法后，病情仍继续恶化者。

（3）对已用 IVIG 治疗，病情仍继续加重者或 GBS 复发者。

（4）病程超过 4 周，可能为慢性炎性脱髓鞘性多发性神经病者。

3.推荐用量

免疫球蛋白制剂 400 mg/（kg·d），开始速度要慢，40 mL/h，以后逐渐增加至 100 mL/h，静脉滴注，5 天为 1 个疗程。该治疗见效快，不需要复杂设备，用药安全，故已推荐为重型 GBS 患者的一线用药。

4.不良反应

有发热、头痛、肌痛、恶心、呕吐、皮疹及短暂性肝功能异常等，经减慢滴速或停药即可消失。偶见如变态反应、溶血、肾衰竭等。不良反应发生率在 1% ～ 15%，通常低于 5%。

5.禁忌证

免疫球蛋白过敏、高球蛋白血症、先天性 IgA 缺乏患者。

（四）血浆置换（plasma exchange，PE）

血浆置换疗法可清除患者血中的有害物质，特别是髓鞘毒性抗体及致敏的淋巴细胞、抗原-免疫球蛋白的免疫复合物、补体等，从而减轻和避免神经髓鞘的损害，改善和缓解临床症状，并缩短患者从恢复到独立行走的时间，缩短患者使用呼吸机辅助呼吸的时间，能明显降低重症的病死率。每次交换血浆量按40～50 mL/kg 体重计算或 1～1.5 倍血浆容量计算，血容量恢复主要依靠 5% 人血清蛋白。从患者静脉抽血后分离血细胞和血浆，弃掉血浆，将洗涤过的血细胞与 5% 人血清蛋白重新输回患者体内。轻度、中度和重度患者每周应分别做 2 次、4 次和 6 次。不良反应有血容量减少、心律失常、心肌梗死、血栓、出血、感染及局部血肿等。血浆置换疗法的缺点是价格昂贵及费时等。

禁忌证:严重感染、心律失常、心功能不全和凝血功能异常者。

(五)糖皮质激素

目前糖皮质激素对 GBS 的治疗作用及疗效意见尚不一致,有的学者认为急性期应用糖皮质激素治疗无效,不能缩短病程和改善预后,甚至推迟疾病的康复和增加复发率。也有报道称应用甲泼尼龙治疗轻、中型 GBS 效果较好,减轻脱髓鞘程度,改善神经传导功能;重型 GBS 患者肺部感染率较高,还有合并应激性上消化道出血者,不主张应用。临床诊疗指南:规范的临床试验未能证实糖皮质激素治疗 GBS 的疗效,应用甲泼尼龙冲击治疗 GBS 也没有发现优于安慰剂对照组。因此,AIDP 患者不宜首先推荐应用大剂量糖皮质激素治疗。

糖皮质激素不良反应:①大剂量甲泼尼龙冲击治疗能升高血压,平均动脉压增高 $1.7\sim3.6$ kPa($12\sim27$ mmHg)。②静脉滴注速度过快可出现心律失常。③有精神症状,如语言增多、欣快等。④其他有上消化道出血、血糖升高、面部潮红、踝部水肿等。

(六)神经营养剂

神经营养药可促进周围损害的神经修复和再生;促进神经功能的恢复。常用有 B 族维生素、辅酶 A、ATP、细胞色素 C、肌苷、胞磷胆碱等。

(七)对症治疗

1.呼吸道感染

重型 GBS 患者易合并呼吸道感染,如有呼吸道感染者,除加强护理及时清除呼吸道分泌物外,还要应用有效足量的抗生素控制呼吸道炎症。

2.心律失常

重型 GBS 患者出现心律失常,多由机械通气、肺炎、酸碱平衡失调、电解质紊乱、自主神经功能障碍等引起。首先明确引起心律失常的病因,再给予相应的处理。

3.尿潴留、便秘

尿潴留可缓慢加压按摩下腹部排尿。预防便秘应鼓励患者多进食新鲜蔬菜、水果,多饮水,每天早晚按摩腹部,促进肠蠕动以防便秘。

4.心理护理

因突然发病,进展又快,四肢瘫,或不能讲话,患者会很紧张、恐惧、焦虑、悲观,心理负担很大,医务人员要鼓励开导患者,树立信心和勇气,消除不良情绪,配合治疗。

(八)康复治疗

GBS是周围神经脱髓鞘疾病,肌肉出现失神经支配,肌肉萎缩,所以对四肢瘫痪的患者要尽早开始康复治疗,可明显改善神经功能。对肌力在Ⅲ级以上者,鼓励患者要进行主动运动锻炼。肌力在0～Ⅱ级者,支具固定,保持肢体关节功能位,同时做被动运动训练和按摩,其作用是保持和增加关节活动度,防止关节挛缩变形、肌肉萎缩及足下垂,改善局部血液循环,有利于瘫痪肢体的恢复。另外,还要进行日常生活能力的训练,复合动作训练及作业(即职业)训练等。康复治疗的效果与疾病的严重程度、病程、坚持训练等有关。从患者就诊开始,早期治疗的同时就要注意早期康复治疗。康复治疗不是一朝一夕之事,要鼓励患者持之以恒、循序渐进地坚持功能练习。

第五节　慢性炎性脱髓性多发性神经病

慢性炎性脱髓鞘性多发性神经病(chronic inflammatory demyelinating polyneuropathy,CIDP)是一种慢性病程进展的,临床表现与 AIDP 相似的自身免疫性周围神经脱髓鞘疾病。CIDP 发病率较 AIDP 低。

一、病因及发病机制

本病发病机制未明,与 AIDP 相似而不相同。CIDP 体内可发现 β-微管蛋白抗体和髓鞘结合糖蛋白抗体,却未发现与 AIDP 发病密切相关的针对空肠弯曲菌及巨细胞病毒等感染因子免疫反应的证据。

二、病理

炎症反应不如 AIDP 明显,周围神经的供血血管周围可见单核细胞浸润,神经纤维水肿,有节段性髓鞘脱失和髓鞘重新形成的存在。施万细胞再生呈"洋葱头样"改变,轴索损伤也常见。

三、临床表现

起病隐匿,男女发病率相似,各年龄组均可发病。病前少见前驱感染,起病缓慢,并逐步进展达 2 个月以上。少数患者呈亚急性起病。临床表现主要为对称性肢体远端或近端无力,大多自远端向近端发展,近端受累较重。一般不累及延髓肌致吞咽困难,呼吸困难更为少见。感觉障碍常见的主诉有麻木、刺痛、紧束、烧灼或疼痛感,客观检查可见感觉丧失,不能识别物体,不能完成协调动作,肢体远端重。查体示四肢肌力减退,肌张力低,伴或不伴肌萎缩,四肢腱反射减低或消失,四肢末梢性感觉减退或消失,腓肠肌可有压痛,Kernig 征可阳性。

四、辅助检查

(一)脑脊液检查

与 AIDP 相似,可见蛋白-细胞分离,蛋白含量波动于 0.75～2 g/L,病情严重程度与脑脊液蛋白含量呈正相关。少数 CIDP 患者蛋白含量正常,少数患者可出现寡克隆 IgG 区带。

(二)电生理检查

早期行 EMG 检查有神经传导速度减慢,F 波潜伏期延长,提示脱髓鞘病变,发病数月后 30% 患者可有动作电位波幅减低提示轴索变性。

(三)腓肠神经活检

可见反复节段性脱髓鞘与再生形成的"洋葱头样"提示 CIDP。

五、诊断及鉴别诊断

根据中华医学会神经病学分会的意见,CIDP 的诊断必需条件如下。

(一)临床检查

(1)一个以上肢体的周围性进行性或多发性运动、感觉功能障碍,进展期超过 2 个月。

(2)四肢腱反射减弱或消失。

(二)电生理检查(NCV)

显示近端神经节段性脱髓鞘,必须具备以下 4 条中的 3 条。

(1)2 条或多条运动神经传导速度减慢。

(2)1 条或多条运动神经部分性传导阻滞或短暂离散,如腓神经、尺神经或正中神经等。

（3）2 条或多条运动神经远端潜伏期延长。

（4）2 条或多条运动神经刺激 10～15 次后 F 波消失或最短 P 波潜伏期延长。

(三)病理学检查

神经活检示脱髓鞘与髓鞘再生并存。

(四)脑脊液检查

（1）若 HIV 阴性,细胞数<$10×10^6$/L;若 HIV 阳性,$50×10^6$/L。

（2）性病筛查实验(venereal disease research laboratories,VDRL)阴性。

应注意与以下疾病鉴别:①多灶性运动神经病是以运动神经末端受累为主的进行性周围神经病,临床表现为慢性非对称性肢体远端无力,以上肢为主,感觉正常。②进行性脊肌萎缩也为缓慢进展病程,但运动障碍不对称分布,有肌束震颤,无感觉障碍。神经电生理示 NCV 正常,EMG 可见纤颤波及巨大电位;③遗传性运动感觉性神经元病一般有遗传家族史,常合并有手足残缺,色素性视网膜炎等,确诊需依靠神经活检。④代谢性周围神经病有原发病的症状和体征。

六、治疗

许多免疫治疗方法都可以用于 CIDP,并可获得较好疗效。

(一)皮质类固醇糖皮质激素

绝大多数 CIDP 患者对糖皮质激素疗效肯定。临床应用泼尼松 100 mg/d,连用2～4 周,再逐渐减量,大多数患者 2 个月内出现肌力改善。地塞米松 40 mg/d,静脉滴注,连续 4 天。然后20 mg/d,共 12 天,再10 mg/d,用12 天。共 28 天为 1 个疗程,治疗 6 个疗程后症状可见缓解。

(二)血浆置换(PE)和静脉注射免疫球蛋白(IVIG)

血浆置换每周行 2～3 次,约 3 周后起效,短期疗效好。半数以上患者大剂量 IVIG 治疗有效,一般用 IVIG 0.4 g/(kg·d),连续 5 天。或 1.0 g/(kg·d),连用 2 天,可重复使用。IVIG 和血浆置换短期疗效相近,与大剂量糖皮质激素合用疗效更好。

(三)免疫抑制剂

以上治疗无效可试用免疫抑制剂如环磷酰胺、硫唑嘌呤、环孢素 A 等,可能有效。

第三章

脑血管疾病

第一节　脑　出　血

脑出血（intracerebral hemorrhage，ICH）也称脑溢血，系指原发性非外伤性脑实质内出血，故又称原发性或自发性脑出血。脑出血系脑内的血管病变破裂而引起的出血，绝大多数是高血压伴发小动脉微动脉瘤在血压骤升时破裂所致，称为高血压性脑出血。主要病理特点为局部脑血流变化、炎症反应，以及脑出血后脑血肿的形成和血肿周边组织受压、水肿、神经细胞凋亡。80％的脑出血发生在大脑半球，20％发生在脑干和小脑。脑出血起病急骤，临床表现为头痛、呕吐、意识障碍、偏瘫、偏身感觉障碍等。在所有脑血管疾病患者中，脑出血占20％～30％，年发病率为（60～80）/10万，急性期病死率为30％～40％，是病死率和致残率很高的常见疾病。该病常发生于40～70岁，其中＞50岁的人群发病率最高，达93.6％，但近年来发病年龄有愈来愈年轻的趋势。

一、病因与发病机制

（一）病因

高血压及高血压合并小动脉硬化是脑出血的最常见病因，约95％的脑出血患者患有高血压。其他病因有先天性动静脉畸形或动脉瘤破裂、脑动脉炎血管壁坏死、脑瘤出血、血液病并发脑内出血、烟雾病（Moyamoya病）、脑淀粉样血管病变、梗死性脑出血、药物滥用、抗凝或溶栓治疗等。

（二）发病机制

尚不完全清楚，与下列因素相关。

1.高血压

持续性高血压引起脑内小动脉或深穿支动脉壁脂质透明样变性和纤维蛋白

样坏死,使小动脉变脆,血压持续升高引起动脉壁疝或内膜破裂,导致微小动脉瘤或微夹层动脉瘤。血压骤然升高时血液自血管壁渗出或动脉瘤壁破裂,血液进入脑组织形成血肿。此外,高血压引起远端血管痉挛,导致小血管缺氧坏死、血栓形成、斑点状出血及脑水肿,继发脑出血,可能是子痫时高血压脑出血的主要机制。脑动脉壁中层肌细胞薄弱,外膜结缔组织少且缺乏外层弹力层,豆纹动脉等穿动脉自大脑中动脉近端呈直角分出,受高血压血流冲击易发生粟粒状动脉瘤,使深穿支动脉成为脑出血的主要好发部位,故豆纹动脉外侧支称为出血动脉。

2.淀粉样脑血管病

它是老年人原发性非高血压性脑出血的常见病因,好发于脑叶,易反复发生,常表现为多发性脑出血。发病机制不清,可能为:血管内皮异常导致渗透性增加,血浆成分包括蛋白酶侵入血管壁,形成纤维蛋白样坏死或变性,导致内膜透明样增厚,淀粉样蛋白沉积,使血管中膜、外膜被淀粉样蛋白取代,弹性膜及中膜平滑肌消失,形成蜘蛛状微血管瘤扩张,当情绪激动或活动诱发血压升高时血管瘤破裂引起出血。

3.其他因素

血液病如血友病、白血病、血小板减少性紫癜、红细胞增多症、镰状细胞病等可因凝血功能障碍引起大片状脑出血。肿瘤内异常新生血管破裂或侵蚀正常脑血管也可导致脑出血。维生素 B_1、维生素 C 缺乏或毒素(如砷)可引起脑血管内皮细胞坏死,导致脑出血,出血灶特点通常为斑点状而非融合成片。结节性多动脉炎、病毒性和立克次体性疾病等可引起血管床炎症,炎症致血管内皮细胞坏死、血管破裂发生脑出血。脑内小动、静脉畸形破裂可引起血肿,脑内静脉循环障碍和静脉破裂亦可导致出血。血液病、肿瘤、血管炎或静脉窦闭塞性疾病等所致脑出血亦常表现为多发性脑出血。

(三)脑出血后脑水肿的发生机制

脑出血后机体和脑组织局部发生一系列病理生理反应,其中自发性脑出血后最重要的继发性病理变化之一是脑水肿。由于血肿周围脑组织形成水肿带,继而引起神经细胞及其轴突的变性和坏死,成为患者病情恶化和死亡的主要原因之一。目前认为,ICH 后脑水肿与占位效应、血肿内血浆蛋白渗出和血凝块回缩、血肿周围继发缺血、血肿周围组织炎症反应、水通道蛋白-4(AQP-4)及自由基级联反应等有关。

1.占位效应

主要是通过机械性压力和颅内压增高引起。巨大血肿可立即产生占位效应,造成周围脑组织损害,并引起颅内压持续增高。早期主要为局灶性颅内压增高,随后发展为弥漫性颅内压增高,而颅内压的持续增高可引起血肿周围组织广泛性缺血,并加速缺血组织的血管通透性改变,引发脑水肿形成。同时,脑血流量降低、局部组织压力增加可促发血管活性物质从受损的脑组织中释放,破坏血-脑屏障,引发脑水肿形成。因此,血肿占位效应虽不是脑水肿形成的直接原因,但可通过影响脑血流量、周围组织压力及颅内压等因素,间接地在脑出血后脑水肿形成机制中发挥作用。

2.血肿内血浆蛋白渗出和血凝块回缩

血肿内血液凝结是脑出血超急性期血肿周围组织脑水肿形成的首要条件。在正常情况下,脑组织细胞间隙中的血浆蛋白含量非常低,但在血肿周围组织细胞间隙中却可见血浆蛋白和纤维蛋白聚积,这可导致细胞间隙胶体渗透压增高,使水分渗透到脑组织内形成水肿。此外,血肿形成后由于血凝块回缩,使血肿腔静水压降低,这也将导致血液中的水分渗透到脑组织间隙形成水肿。凝血连锁反应激活、血凝块回缩(血肿形成后血块分离成 1 个红细胞中央块和 1 个血清包绕区)及纤维蛋白沉积等,在脑出血后血肿周围组织脑水肿形成中发挥着重要作用。血凝块形成是脑出血血肿周围组织脑水肿形成的必经阶段,而血浆蛋白(特别是凝血酶)则是脑水肿形成的关键因素。

3.血肿周围继发缺血

脑出血后血肿周围局部脑血流量显著降低,而脑血流量的异常降低可引起血肿周围组织缺血。一般脑出血后 6～8 小时,血红蛋白和凝血酶释出细胞毒性物质,兴奋性氨基酸释放增多等,细胞内钠聚集,则引起细胞毒性水肿;出血后 4～12 小时,血-脑屏障开始破坏,血浆成分进入细胞间液,则引起血管源性水肿。同时,脑出血后形成的血肿在降解过程中,产生的渗透性物质和缺血的代谢产物,也使组织间渗透压增高,促进或加重脑水肿,从而形成血肿周围半暗带。

4.血肿周围组织炎症反应

脑出血后血肿周围中性粒细胞、巨噬细胞和小胶质细胞活化,血凝块周围活化的小胶质细胞和神经元中白细胞介素-1(IL-1)、白细胞介素-6(IL-6)、细胞间黏附因子-1(ICAM-1)和肿瘤坏死因子-α(TNF-α)表达增加。临床研究采用双抗夹心酶联免疫吸附试验检测 41 例脑出血患者脑脊液 IL-1 和 S100 蛋白含量发现,急性患者脑脊液 IL-1 水平显著高于对照组,提示 IL-1 可能促进了脑水肿和脑损伤的发展。ICAM-1在中枢神经系统中分布广泛。Gong 等的研究证明,脑出血后 12 小时神经细胞开始表达ICAM-1,3 天达高峰,持续 10 天逐渐下降;脑出血后 1 天时血管内皮开始表达 ICAM-1,7 天达高峰,持续 2 周。表达ICAM-1的白细胞活化后能产生大量蛋白水解酶,特别是基质金属蛋白酶(MMP),促使血-脑屏障通透性增加,血管源性脑水肿形成。

5.AQP-4 与脑水肿

过去一直认为水的跨膜转运是通过被动扩散实现的,而 AQP 的发现完全改变了这种认识。现在认为,水的跨膜转运实际上是一个耗能的主动过程,是通过 AQP 实现的。AQP 在脑组织中广泛存在,可能是脑脊液重吸收、渗透压调节、脑水肿形成等生理、病理过程的分子生物学基础。迄今已发现的 AQP 至少存在 10 种亚型,其中 AQP-4 和 AQP-9 可能参与血肿周围脑组织水肿的形成。实验研究脑出血后不同时间点大鼠脑组织AQP-4 的表达分布发现,对照组和实验组未出血侧 AQP-4 在各时间点的表达均为弱阳性,而水肿区从脑出血后 6 小时开始表达增强,3 天时达高峰,此后逐渐回落,1 周后仍明显高于正常组。另外,随着出血时间的推移,出血侧 AQP-4 表达范围不断扩大,表达强度不断增强,并且与脑水肿严重程度呈正相关。以上结果提示,脑出血能导致细胞内外水和电解质失衡,细胞内外渗透压发生改变,激活位于细胞膜上的 AQP-4,进而促进水和电解质通过 AQP-4 进入细胞内导致细胞水肿。

6.自由基级联反应

脑出血后脑组织缺血缺氧发生一系列级联反应造成自由基浓度增加。自由基通过攻击脑内细胞膜磷脂中多聚不饱和脂肪酸和脂肪酸的不饱和双键,直接造成脑损伤发生脑水肿;同时引起脑血管通透性增加,亦加重脑水肿从而加重病情。

二、病理

肉眼所见:脑出血病例尸检时脑外观可见到明显动脉粥样硬化,出血侧半球膨隆肿胀,脑回宽、脑沟窄,有时可见少量蛛网膜下腔积血,颞叶海马与小脑扁桃体处常可见脑疝痕迹,出血灶一般在2~8 cm,绝大多数为单灶,仅 1.8%~2.7%为多灶。常见的出血部位为壳核出血,出血向内发展可损伤内囊,出血量大时可破入侧脑室。丘脑出血时,血液常穿破第三脑室或侧脑室,向外可损伤内囊。脑桥和小脑出血时,血液可穿破第四脑室,甚至可经中脑导水管逆行进入侧脑室。原发性脑室出血,出血量小时只侵及单个脑室或多个脑室的一部分;大量出血时全部脑室均可被血液充满,脑室扩张积血形成铸型。脑出血血肿周围脑组织受压,水肿明显,颅内压增高,脑组织可移位。幕上半球出血,血肿向下破坏或挤压丘脑下部和脑干,使其变形、移位和继发出血,并常出现小脑幕疝;如中线部位下移可形成中心疝;颅内压增高明显或小脑出血较重时均易发生枕骨大孔疝,这些都是导致患者死亡的直接原因。急性期后,血块溶解,含铁血黄素和破坏的脑组织被吞噬细胞清除,胶质增生,小出血灶形成胶质瘢痕,大者形成囊腔,称为中风囊,腔内可见黄色液体。

显微镜观察可分为 3 期:①出血期,可见大片出血,红细胞多新鲜。出血灶边缘多出现坏死。软化的脑组织,神经细胞消失或呈局部缺血改变,常有多形核白细胞浸润。②吸收期,出血 24~36 小时即可出现胶质细胞增生,小胶质细胞及来自血管外膜的细胞形成格子细胞,少数格子细胞含铁血黄素。星形胶质细胞增生及肥胖变性。③修复期,血液及坏死组织渐被清除,组织缺损部分由胶质细胞、胶质纤维及胶原纤维代替,形成瘢痕。出血灶较小可完全修复,较大则遗留囊腔。血红蛋白代谢产物长久残存于瘢痕组织中,呈现棕黄色。

三、临床表现

(一)症状与体征

1.意识障碍

多数患者发病时很快出现不同程度的意识障碍,轻者可呈嗜睡,重者可昏迷。

2.高颅压征

表现为头痛、呕吐。头痛以病灶侧为重,意识蒙眬或浅昏迷者可见患者用健侧手触摸病灶侧头部;呕吐多为喷射性,呕吐物为胃内容物,如合并消化道出血可为咖啡样物。

3.偏瘫

病灶对侧肢体瘫痪。

4.偏身感觉障碍

病灶对侧肢体感觉障碍,主要是痛觉、温度觉减退。

5.脑膜刺激征

脑膜刺激征见于脑出血已破入脑室、蛛网膜下腔,以及脑室原发性出血之时,可有颈项强直或强迫头位,Kernig 征阳性。

6.失语症

优势半球出血者多伴有运动性失语症。

7.瞳孔与眼底异常

瞳孔可不等大、双瞳孔缩小或散大。眼底可有视网膜出血和视盘水肿。

8.其他症状

如心律不齐、呃逆、呕吐咖啡色样胃内容物、呼吸节律紊乱、体温迅速上升及心电图异常等变化。脉搏常有力或缓慢,血压多升高,可出现肢端发绀,偏瘫侧多汗,面色苍白或潮红。

(二)不同部位脑出血的临床表现

1.基底节区出血

基底节区出血为脑出血中最多见者,占60%～70%。其中壳核出血最多,约占脑出血的60%,主要是豆纹动脉尤其是其外侧支破裂引起;丘脑出血较少,约占10%,主要是丘脑穿动脉或丘脑膝状体动脉破裂引起;尾状核及屏状核等出血少见。虽然各核出血有其特点,但出血较多时均可侵及内囊,出现一些共同症状。现将常见的症状分轻、重两型叙述如下。

(1)轻型:多属壳核出血,出血量一般为数毫升至30 mL,或为丘脑小量出血,出血量仅数毫升,出血限于丘脑或侵及内囊后肢。患者突然头痛、头晕、恶心呕吐、意识清楚或轻度障碍,出血灶对侧出现不同程度的偏瘫,亦可出现偏身感觉障碍及偏盲(三偏征),两眼可向病灶侧凝视,优势半球出血可有失语。

(2)重型:多属壳核大量出血,向内扩展或穿破脑室,出血量可达30～160 mL;或丘脑较大量出血,血肿侵及内囊或破入脑室。发病突然,意识障碍重,鼾声明显,呕吐频繁,可吐咖啡样胃内容物(由胃部应激性溃疡所致)。丘脑出血病灶对侧常有偏身感觉障碍或偏瘫,肌张力低,可引出病理反射,平卧位时,患侧下肢呈外旋位。但感觉障碍常先于或重于运动障碍,部分病例病灶对侧可出现自发性疼痛。常有眼球运动障碍(眼球向上注视麻痹,呈下视内收状态)。瞳孔缩小或不等大,一般为出血侧散大,提示已有小脑幕疝形成;部分病例有丘脑性失语(言语缓慢而不清、重复言语、发音困难、复述差,朗读正常)或丘脑性痴呆(记忆力减退、计算力下降、情感障碍、人格改变等)。如病情发展,血液大量破入脑室或损伤丘脑下部及脑干,昏迷加深,出现去大脑强直或四肢弛缓,面色潮红或苍白,出冷汗,鼾声大作,中枢性高热或体温过低,甚至出现肺水肿、上消化道出血等内脏并发症,最后多发生枕骨大孔疝死亡。

2.脑叶出血

脑叶出血又称皮质下白质出血。应用CT以后,发现脑叶出血约占脑出血的15%,发病年龄11～80岁不等,40岁以下占30%,年轻人多由血管畸形(包括隐匿性血管畸形）、烟雾病引起,老年人常见于高血压动脉硬化及淀粉样血管病等。脑叶出血以顶叶最多见,以后依次为颞叶、枕叶、额叶,40%为跨叶出血。脑叶出血除意识障碍、颅内高压和抽搐等常见症状外,还有各脑叶的特异表现。

(1)额叶出血:常有一侧或双侧的前额痛、病灶对侧偏瘫。部分病例有精神行为异常、凝视麻痹、言语障碍和癫痫发作。

(2)顶叶出血:常有病灶侧颞部疼痛;病灶对侧的轻偏瘫或单瘫、深浅感觉障碍和复合感觉障碍;体象障碍、手指失认和结构失用症等,少数病例可出现下象限盲。

(3)颞叶出血:常有耳部或耳前部疼痛,病灶对侧偏瘫,但上肢瘫重于下肢,中枢性面、舌瘫可有对侧上象限盲;优势半球出血可出现感觉性失语或混合性失语;可有颞叶癫痫、幻嗅、幻视、兴奋躁动等精神症状。

(4)枕叶出血:可出现同侧眼部疼痛,同向性偏盲和黄斑回避现象,可有一过性黑蒙和视物变形。

3.脑干出血

(1)中脑出血:中脑出血少见,自 CT 应用于临床后,临床已可诊断。轻症患者表现为突然出现复视、眼睑下垂、一侧或两侧瞳孔扩大、眼球不同轴、水平或垂直眼震,同侧肢体共济失调,也可表现大脑脚综合征(Weber 综合征)或红核综合征(Benedikt 综合征)。重者出现昏迷、四肢迟缓性瘫痪、去大脑强直,常迅速死亡。

(2)脑桥出血:占脑出血的 10%左右。病灶多位于脑桥中部的基底部与被盖部之间。患者表现突然头痛,同侧第Ⅵ、Ⅶ、Ⅷ对脑神经麻痹,对侧偏瘫(交叉性瘫痪),出血量大或病情重者常有四肢瘫,很快进入意识障碍、针尖样瞳孔、去大脑强直、呼吸障碍,多迅速死亡。可伴中枢性高热、大汗和应激性溃疡等。一侧脑桥小量出血可表现为脑桥腹内侧综合征(Foville 综合征)、闭锁综合征和脑桥腹外侧综合征(Millard-Gubler综合征)。

(3)延髓出血:延髓出血更为少见,突然意识障碍,血压下降,呼吸节律不规则,心律失常,轻症病例可呈延髓背外侧综合征(Wallenberg综合征),重症病例常因呼吸、心跳停止而死亡。

4.小脑出血

约占脑出血的 10%。多见于一侧半球的齿状核部位,小脑蚓部也可发生。发病突然,眩晕明显,频繁呕吐,枕部疼痛,病灶侧共济失调,可见眼球震颤,同侧周围性面瘫,颈项强直等,如不仔细检查,易误诊为蛛网膜下腔出血。当出血量不大时,主要表现为小脑症状,如病灶侧共济失调,眼球震颤,构音障碍和吟诗样语言,无偏瘫。出血量增加时,还可表现有脑桥受压体征,如展神经麻痹、侧视麻痹等,以及肢体偏瘫和/或锥体束征。病情如继续加重,颅内压增高明显,昏迷加深,极易发生枕骨大孔疝死亡。

5.脑室出血

分原发与继发两种,继发性系指脑实质出血破入脑室者;原发性指脉络丛血管出血及室管膜下动脉破裂出血,血液直流入脑室者。以前认为脑室出血罕见,现已证实占脑出血的3%~5%。55%的患者出血量较少,仅部分脑室有血,脑脊液呈血性,类似蛛网膜下腔出血。临床常表现为头痛、呕吐、项强、Kernig征阳性、意识清楚或一过性意识障碍,但常无偏瘫体征,脑脊液血性,酷似蛛网膜下腔出血,预后良好,可以完全恢复正常;出血量大,全部脑室均被血液充满者,其临床表现符合既往所谓脑室出血的症状,即发病后突然头痛、呕吐、昏迷、瞳孔缩小或时大时小,眼球浮动或分离性斜视,四肢肌张力增高,病理反射阳性,早期出现去大脑强直,严重者双侧瞳孔散大,呼吸深,鼾声明显,体温明显升高,面部充血多汗,预后极差,多迅速死亡。

四、辅助检查

(一)头颅 CT

发病后CT平扫可显示近圆形或卵圆形均匀高密度的血肿病灶,边界清楚,可确定血肿部位、大小、形态及是否破入脑室,血肿周围有无低密度水肿带及占位效应(脑室受压、脑组织移位)和梗阻性脑积水等。早期可发现边界清楚、均匀的高度密度灶,CT值为60~80 Hu,周围环绕低密度水肿带。血肿范围大时可见占位效应。根据CT影像估算出血量可采用简单易行的多田计算公式:出血量(mL)=0.5×最大面积长轴(cm)×最大面积短轴(mL)×层面数。出血后3~7天,血红蛋白破坏,纤维蛋白溶解,高密度区向心性缩小,边缘模糊,周围低密度区扩大。病后2~4周,形成等密度或低密度灶。病后2个月左右,血肿区形成囊腔,其密度与脑脊液近乎相等,两侧脑室扩大;增强扫描,可见血肿周围有环状高密度强化影,其大小、形状与原血肿相近。

(二)头颅 MRI/MRA

MRI的表现主要取决于血肿所含血红蛋白量的变化。发病1天内,血肿呈T_1等信号或低信号,T_2呈高信号或混合信号;第2天至第1周内,T_1为等信号或稍低信号,T_2为低信号;第2~4周,T_1和T_2均为高信号;第4周后,T_1

呈低信号,T_2 为高信号。此外,MRA 可帮助发现脑血管畸形、肿瘤及血管瘤等病变。

(三)数字减影血管造影(DSA)

对脑叶出血、原因不明或怀疑脑血管畸形、血管瘤、烟雾病和血管炎等患者有意义,尤其血压正常的年轻患者应通过 DSA 查明病因。

(四)腰椎穿刺检查

在无条件做 CT 时,且患者病情不重,无明显颅内高压者可进行腰椎穿刺检查。脑出血者脑脊液压力常增高,若出血破入脑室或蛛网膜下腔者脑脊液多呈均匀血性。有脑疝及小脑出血者应禁做腰椎穿刺检查。

(五)经颅多普勒超声(TCD)

由于简单及无创性,可在床边进行检查,已成为监测脑出血患者脑血流动力学变化的重要方法。

(1)通过检测脑动脉血流速度,间接监测脑出血的脑血管痉挛范围及程度,脑血管痉挛时其血流速度增高。

(2)测定血流速度、血流量和血管外周阻力可反映颅内压增高时脑血流灌注情况,如颅内压超过动脉压时收缩期及舒张期血流信号消失,无血流灌注。

(3)提供脑动静脉畸形、动脉瘤等病因诊断的线索。

(六)脑电图(EEG)

可反映脑出血患者脑功能状态。意识障碍可见两侧弥漫性慢活动,病灶侧明显;无意识障碍时,基底节和脑叶出血出现局灶性慢波,脑叶出血靠近皮质时可有局灶性棘波或尖波发放;小脑出血无意识障碍时脑电图多正常,部分患者同侧枕颞部出现慢活动;中脑出血多见两侧阵发性同步高波幅慢活动;脑桥出血患者昏迷时可见 8～12 Hz α 波、低波幅 β 波、纺锤波或弥漫性慢波等。

(七)心电图

可及时发现脑出血合并心律失常或心肌缺血,甚至心肌梗死。

(八)血液检查

重症脑出血急性期白细胞数可增至$(10～20) \times 10^9/L$,并可出现血糖含量升高、蛋白尿、尿糖、血尿素氮含量增加,以及血清肌酶含量升高等。但均为一过性,可随病情缓解而消退。

五、诊断与鉴别诊断

(一)诊断要点

1.一般性诊断要点

(1)急性起病,常有头痛、呕吐、意识障碍、血压增高和局灶性神经功能缺损症状,部分病例有眩晕或抽搐发作。饮酒、情绪激动、过度劳累等是常见的发病诱因。

(2)常见的局灶性神经功能缺损症状和体征包括偏瘫、偏身感觉障碍、偏盲等,多于数分钟至数小时内达到高峰。

(3)头颅CT扫描可见病灶中心呈高密度改变,病灶周边常有低密度水肿带。头颅MRI/MRA有助于脑出血的病因学诊断和观察血肿的演变过程。

2.各部位脑出血的临床诊断要点

(1)壳核出血:①对侧肢体偏瘫,优势半球出血常出现失语。②对侧肢体感觉障碍,主要是痛觉、温度觉减退。③对侧偏盲。④凝视麻痹,呈双眼持续性向出血侧凝视。⑤尚可出现失用、体象障碍、记忆力和计算力障碍、意识障碍等。

(2)丘脑出血:①丘脑型感觉障碍,对侧半身深浅感觉减退、感觉过敏或自发性疼痛。②运动障碍,出血侵及内囊可出现对侧肢体瘫痪,多为下肢重于上肢。③丘脑性失语,言语缓慢而不清、重复言语、发音困难、复述差,朗读正常。④丘脑性痴呆,记忆力减退、计算力下降、情感障碍、人格改变。⑤眼球运动障碍,眼球向上注视麻痹,常向内下方凝视。

(3)脑干出血:①中脑出血,突然出现复视,眼睑下垂;一侧或两侧瞳孔扩大,眼球不同轴,水平或垂直眼震,同侧肢体共济失调,也可表现 Weber 综合征或 Benedikt 综合征;严重者很快出现意识障碍,去大脑强直。②脑桥出血,突然头痛,呕吐,眩晕,复视,眼球不同轴,交叉性瘫痪或偏瘫、四肢瘫等。出血量较大时,患者很快进入意识障碍,针尖样瞳孔,去大脑强直,呼吸障碍,并可伴有高热、大汗、应激性溃疡等,多迅速死亡;出血量较少时可表现为一些典型的综合征,如 Foville 综合征、Millard-Gubler 综合征和闭锁综合征等。③延髓出血,突然意识障碍,血压下降,呼吸节律不规则,心律失常,继而死亡。轻者可表现为不典型的 Wallenberg 综合征。

(4)小脑出血:①突发眩晕、呕吐、后头部疼痛,无偏瘫。②有眼震,站立和步态不稳,肢体共济失调、肌张力降低及颈项强直。③头颅CT扫描示小脑半球或小脑蚓高密度影及第四脑室、脑干受压。

（5）脑叶出血：①额叶出血，前额痛、呕吐、痫性发作较多见；对侧偏瘫、共同偏视、精神障碍；优势半球出血时可出现运动性失语。②顶叶出血，偏瘫较轻，而偏侧感觉障碍显著；对侧下象限盲，优势半球出血时可出现混合性失语。③颞叶出血，表现为对侧中枢性面、舌瘫及上肢为主的瘫痪；对侧上象限盲；优势半球出血时可有感觉性或混合性失语；可有颞叶癫痫、幻嗅、幻视。④枕叶出血，对侧同向性偏盲，并有黄斑回避现象，可有一过性黑蒙和视物变形；多无肢体瘫痪。

（6）脑室出血：①突然头痛、呕吐，迅速进入昏迷或昏迷逐渐加深。②双侧瞳孔缩小，四肢肌张力增高，病理反射阳性，早期出现去大脑强直，脑膜刺激征阳性。③常出现丘脑下部受损的症状及体征，如上消化道出血、中枢性高热、大汗、应激性溃疡、急性肺水肿、血糖增高、尿崩症等。④脑脊液压力增高，呈血性。⑤轻者仅表现头痛、呕吐、脑膜刺激征阳性，无局限性神经体征。临床上易误诊为蛛网膜下腔出血，需通过头颅 CT 检查来确定诊断。

（二）鉴别诊断

1.脑梗死

发病较缓，或病情呈进行性加重；头痛、呕吐等颅内压增高症状不明显；典型病例一般不难鉴别；但脑出血与大面积脑梗死、少量脑出血与脑梗死临床症状相似，鉴别较困难，常需头颅 CT 鉴别。

2.脑栓塞

起病急骤，一般缺血范围较广，症状常较重，常伴有风湿性心脏病、心房颤动、细菌性心内膜炎、心肌梗死或其他容易产生栓子来源的疾病。

3.蛛网膜下腔出血

好发于年轻人，突发剧烈头痛，或呈爆裂样头痛，以颈枕部明显，有的可痛牵颈背、双下肢。呕吐较频繁，少数严重患者呈喷射状呕吐。约 50% 的患者可出现短暂、不同程度的意识障碍，尤以老年患者多见。常见一侧动眼神经麻痹，其次为视神经、三叉神经和展神经麻痹，脑膜刺激征常见，无偏瘫等脑实质损害的体征，头颅 CT 可帮助鉴别。

4.外伤性脑出血

外伤性脑出血是闭合性头部外伤所致，发生于受冲击颅骨下或对冲部位，常见于额极和颞极，外伤史可提供诊断线索，CT 可显示血肿外形不整。

5.内科疾病导致的昏迷

（1）糖尿病昏迷：①糖尿病酮症酸中毒，多数患者在发生意识障碍前数天有多尿、烦渴多饮和乏力，随后出现食欲缺乏、恶心、呕吐，常伴头痛、嗜睡、烦躁、呼吸深快,呼气中有烂苹果味(丙酮)。随着病情进一步发展,出现严重失水,尿量减少,皮肤弹性差,眼球下陷,脉细速,血压下降,至晚期时各种反射迟钝甚至消失,嗜睡甚至昏迷。尿糖、尿酮体呈强阳性,血糖和血酮体均有升高。头部 CT结果阴性。②高渗性非酮症糖尿病昏迷,起病时常先有多尿、多饮,但多食不明显,或反而食欲缺乏,以致常被忽视。失水随病程进展逐渐加重,出现神经精神症状,表现为嗜睡、幻觉、定向障碍、偏盲、上肢拍击样粗震颤、痫性发作(多为局限性发作)等,最后陷入昏迷。尿糖强阳性,但无酮症或较轻,血尿素氮及肌酐升高。突出地表现为血糖常高至 33.3 mmol/L(600 mg/dL)以上,一般为33.3～66.6 mmol/L(600～1 200 mg/dL);血钠升高可达 155 mmol/L;血浆渗透压显著增高达 330～460 mmol/L,一般在 350 mmol/L 以上。头部 CT 结果阴性。

(2)肝性昏迷:有严重肝病和/或广泛门体侧支循环,精神紊乱、昏睡或昏迷,明显肝功能损害或血氨升高,扑翼(击)样震颤和典型的脑电图改变(高波幅的δ波,每秒少于 4 次)等,有助于诊断与鉴别诊断。

(3)尿毒症昏迷:少尿(<400 mL/d)或无尿(<50 mL/d),血尿,蛋白尿,管型尿,氮质血症,水电解质紊乱和酸碱失衡等。

(4)急性酒精中毒:①兴奋期,血乙醇浓度达到 11 mmol/L(50 mg/dL)即感头痛、欣快、兴奋。血乙醇浓度超过 16 mmol/L(75 mg/dL),健谈、饶舌、情绪不稳定、自负、易激怒,可有粗鲁行为或攻击行动,也可能沉默、孤僻;浓度达到22 mmol/L(100 mg/dL)时,驾车易发生车祸。②共济失调期,血乙醇浓度达到33 mmol/L(150 mg/dL)时,肌肉运动不协调,行动笨拙,言语含糊不清,眼球震颤,视力模糊,复视,步态不稳,出现明显共济失调。浓度达到 43 mmol/L(200 mg/dL)时,出现恶心、呕吐、困倦。③昏迷期,血乙醇浓度升至 54 mmol/L(250 mg/dL)时,患者进入昏迷期,表现昏睡、瞳孔散大、体温降低。血乙醇浓度超过 87 mmol/L(400 mg/dL)时,患者陷入深昏迷,心率快、血压下降,呼吸慢而有鼾音,可出现呼吸、循环麻痹而危及生命。实验室检查可见血清乙醇浓度升高,呼出气中乙醇浓度与血清乙醇浓度相当;动脉血气分析可见轻度代谢性酸中毒;电解质失衡,可见低血钾、低血镁和低血钙;血糖可降低。

(5)低血糖昏迷:是指各种原因引起的重症的低血糖症。患者突然昏迷、抽搐,表现为局灶神经系统症状的低血糖易被误诊为脑出血。化验血糖低于2.8 mmol/L,推注葡萄糖后症状迅速缓解,发病后 72 小时复查头部 CT 结果阴性。

(6)药物中毒:①镇静催眠药中毒,有服用大量镇静催眠药史,出现意识障碍和呼吸抑制及血压下降。胃液、血液、尿液中检出镇静催眠药。②阿片类药物中毒,有服用大量吗啡或哌替啶的阿片类药物史,或有吸毒史,除了出现昏迷、针尖样瞳孔(哌替啶的急性中毒瞳孔反而扩大)、呼吸抑制"三联征"等特点外,还可出现发绀、面色苍白、肌肉无力、惊厥、牙关禁闭、角弓反张,呼吸先浅而慢,后叹息样或潮式呼吸、肺水肿、休克、瞳孔对光反射消失,死于呼吸衰竭。血、尿阿片类毒物成分,定性试验呈阳性。使用纳洛酮可迅速逆转阿片类药物所致的昏迷、呼吸抑制、缩瞳等毒性作用。

(7)一氧化碳中毒:①轻度中毒,血液碳氧血红蛋白(COHb)可高于10%～20%。患者有剧烈头痛、头晕、心悸、口唇黏膜呈樱桃红色、四肢无力、恶心、呕吐、嗜睡、意识模糊、视物不清、感觉迟钝、谵妄、幻觉、抽搐等。②中度中毒,血液COHb浓度可高达30%～40%。患者出现呼吸困难、意识丧失、昏迷,对疼痛刺激可有反应,瞳孔对光反射和角膜反射可迟钝,腱反射减弱,呼吸、血压和脉搏可有改变。经治疗可恢复且无明显并发症。③重度中毒,血液COHb浓度可高于50%以上。深昏迷,各种反射消失。患者可呈去大脑皮质状态(患者可以睁眼,但无意识,不语,不动,不主动进食或大小便,呼之不应,推之不动,肌张力增强),常有脑水肿、惊厥、呼吸衰竭、肺水肿、上消化道出血、休克和严重的心肌损害,出现心律失常,偶可发生心肌梗死。有时并发脑局灶损害,出现锥体系或锥体外系损害体征。监测血中COHb浓度可明确诊断。

应详细询问病史,内科疾病导致昏迷者有相应的内科疾病病史,仔细查体,局灶体征不明显;脑出血者则同向偏视,一侧瞳孔散大、一侧面部船帆现象、一侧上肢出现扬鞭现象、一侧下肢呈外旋位,血压升高。CT检查可助鉴别。

六、治疗

急性期的主要治疗原则:保持安静,防止继续出血;积极抗脑水肿,降低颅内压;调整血压;改善循环;促进神经功能恢复;加强护理,防治并发症。

(一)一般治疗

1.保持安静

(1)卧床休息3～4周,脑出血发病后24小时内,特别是6小时内可有活动性出血或血肿继续扩大,应尽量减少搬运,就近治疗。重症需严密观察体温、脉搏、呼吸、血压、瞳孔和意识状态等生命体征变化。

(2)保持呼吸道通畅,头部抬高15°～30°角,切忌无枕仰卧;疑有脑疝时应床脚抬高45°角,意识障碍患者应将头歪向一侧,以利于口腔、气道分泌物及呕吐物流出;痰稠不易吸出,则要行气管切开,必要时吸氧,以使动脉血氧饱和度维持在90%以上。

(3)意识障碍或消化道出血者宜禁食24～48小时,发病后3天,仍不能进食者,应鼻饲以确保营养。过度烦躁不安的患者可适量用镇静药。

(4)注意口腔护理,保持大便通畅,留置尿管的患者应做膀胱冲洗以预防尿路感染。加强护理,经常翻身,预防压疮,保持肢体功能位置。

(5)注意水、电解质平衡,加强营养。注意补钾,液体量应控制在2 000 mL/d左右,或以尿量加500 mL来估算,不能进食者鼻饲各种营养品。对于频繁呕吐、胃肠道功能减弱或有严重的应激性溃疡者,应考虑给予肠外营养。如有高热、多汗、呕吐或腹泻者,可适当增加入液量,或10%脂肪乳500 mL静脉滴注,每天1次。如需长期采用鼻饲,应考虑胃造瘘术。

(6)脑出血急性期血糖含量增高可以是原有糖尿病的表现或是应激反应。高血糖和低血糖都能加重脑损伤。当患者血糖含量增高超过11.1 mmol/L时,应立即给予胰岛素治疗,将血糖控制在8.3 mmol/L以下。同时应监测血糖,若发生低血糖,可用葡萄糖口服或注射纠正低血糖。

2.亚低温治疗

能够减轻脑水肿,减少自由基的产生,促进神经功能缺损恢复,改善患者预后。降温方法:立即行气管切开,静脉滴注冬眠肌松合剂(0.9%氯化钠注射液500 mL＋氯丙嗪100 mg＋异丙嗪100 mg),同时冰毯机降温。行床旁监护仪连续监测体温(T)、心率(HR)、血压(BP)、呼吸(R)、脉搏(P)、血氧饱和度(SPO_2)、颅内压(ICP)。直肠温度(RT)维持在34～36 ℃,持续3～5天。冬眠肌松合剂用量和速度根据患者T、HR、BP、肌张力等调节。保留自主呼吸,必要时应用同步呼吸机辅助呼吸,维持SPO_2在95%以上,10～12小时将RT降至34～36 ℃。当ICP降至正常后72小时,停止亚低温治疗。采用每天恢复1～2 ℃,复温速度不超过0.1 ℃/h。在24～48小时,将患者RT复温至36.5～37 ℃。局部亚低温治疗实施越早,效果越好,建议在脑出血发病6小时内使用,治疗时间最好持续48～72小时。

(二)调控血压和防止再出血

脑出血患者一般血压都高,甚至比平时更高,这是因为颅内压增高时机体保证脑组织供血的代偿性反应,当颅内压下降时血压亦随之下降,因此一般不应使用降血压药物,尤其是注射利血平等强有力降压剂。目前理想的血压控制水平还未确定,主张采取个体化原则,应根据患者年龄、病前有无高血压、病后血压情况等确定适宜血压水平。但血压过高时,容易增加再出血的危险性,则应及时控制高血压。一般来说,收缩压≥26.7 kPa(200 mmHg),舒张压≥15.3 kPa(115 mmHg)时,应降血压治疗,使血压控制于治疗前原有血压水平或略高水平。收缩压≤24.0 kPa(180 mmHg)或舒张压≤15.3 kPa(115 mmHg)时,或平均动脉压≤17.3 kPa(130 mmHg)时可暂不使用降压药,但需密切观察。收缩压在24.0~30.7 kPa(180~230 mmHg)或舒张压在14.0~18.7 kPa(105~140 mmHg)宜口服卡托普利、美托洛尔等降压药,收缩压24.0 kPa(180 mmHg)以内或舒张压14.0 kPa(105 mmHg)以内,可观察而不用降压药。急性期过后(约2周),血压仍持续过高时可系统使用降压药,急性期血压急骤下降表明病情严重,应给予升压药物以保证足够的脑供血量。

止血剂及凝血剂对脑出血并无效果,但如合并消化道出血或有凝血障碍时仍可使用。消化道出血时,还可经胃管鼻饲或口服云南白药、三七粉、氢氧化铝凝胶和/或冰牛奶、冰盐水等。

(三)控制脑水肿

脑出血后48小时水肿达到高峰,维持3~5天或更长时间后逐渐消退。脑水肿可使ICP增高和导致脑疝,是影响功能恢复的主要因素和导致早期死亡的主要死因。积极控制脑水肿、降低ICP是脑出血急性期治疗的重要环节,必要时可行ICP监测。治疗目标是使ICP降至2.7 kPa(20 mmHg)以下,脑灌注压超过9.3 kPa(70 mmHg),应首先控制可加重脑水肿的因素,保持呼吸道通畅,适当给氧,维持有效脑灌注,限制液体和盐的入量等。应用皮质类固醇减轻脑出血后脑水肿和降低ICP,其有效证据不充分;脱水药只有短暂作用,常用20%甘露醇、利尿药如呋塞米等。

1.20%甘露醇

20%甘露醇为渗透性脱水药,可在短时间内使血浆渗透压明显升高,形成血与脑组织间渗透压差,使脑组织间液水分向血管内转移,经肾脏排出,每8 g甘露醇可由尿带出水分100 mL,用药后20~30分钟开始起效,2~3小时作用达峰。常用剂量:125~250 mL,每次6~8小时,疗程为7~10天。如患者出现脑疝征象可快速加压经静脉或颈动脉推注,可暂时缓解症状,为术前准备赢得时间。冠心病、心肌梗死、心力衰竭和肾功能不全者慎用,注意用药不当可诱发肾衰竭和水盐及电解质失衡。因此,在应用甘露醇脱水时,一定要严密观察患者尿量、血钾和心肾功能,一旦出现尿少、血尿、无尿时应立即停用。

2.利尿剂

呋塞米注射液较常用,脱水作用不如甘露醇,但可抑制脑脊液产生,用于心肾功能不全不能用甘露醇的患者,常与甘露醇合用,减少甘露醇用量。每次20～40 mg,每天 2～4 次,静脉注射。

3.甘油果糖氯化钠注射液

该药为高渗制剂,通过高渗透性脱水,能使脑水分含量减少,降低颅内压。本品降低颅内压作用起效较缓,持续时间较长,可与甘露醇交替使用。推荐剂量为每次 250～500 mL,每天 1～2 次,静脉滴注,连用 7 天左右。

4.10％人血清蛋白

通过提高血浆胶体渗透压发挥对脑组织脱水降颅压作用,改善病灶局部脑组织水肿,作用持久。适用于低蛋白血症的脑水肿伴高颅压的患者。推荐剂量:每次 10～20 g,每天 1～2 次,静脉滴注。该药可增加心脏负担,心功能不全者慎用。

5.地塞米松

可防止脑组织内星形胶质细胞肿胀,降低毛细血管通透性,维持血-脑屏障功能。抗脑水肿作用起效慢,用药后 12～36 小时起效。剂量每天 10～20 mg,静脉滴注。由于易并发感染或使感染扩散,可促进或加重应激性上消化道出血,影响血压和血糖控制等,临床不主张常规使用,病情危重、不伴上消化道出血者可早期短时间应用。

若药物脱水、降颅压效果不明显,出现颅高压危象时可考虑转外科手术开颅减压。

(四)控制感染

发病早期或病情较轻时通常不需使用抗生素,老年患者合并意识障碍易并发肺部感染,合并吞咽困难易发生吸入性肺炎,尿潴留或导尿易合并尿路感染,可根据痰液或尿液培养、药物敏感试验等选用抗生素治疗。

(五)维持水、电解质平衡

患者液体的输入量最好根据其中心静脉压（CVP）和肺毛细血管楔压（PCWP）来调整,CVP 保持在 0.7～1.6 kPa（5～12 mmHg）或者 PCWP 维持在 1.3～1.9 kPa（10～14 mmHg）。无此条件时每天液体输入量可按前 1 天尿量＋500 mL 估算。每天补钠 50～70 mmol/L,补钾 40～50 mmol/L,糖类 13.5～18 g。使用液体种类应以 0.9％氯化钠注射液或复方氯化钠注射液（林格液）为主,避免用高渗糖水,若用糖时可按每 4 g 糖加 1 U 胰岛素后再使用。由于患者使用大量脱水药、进食少、合并感染等原因,极易出现电解质紊乱和酸碱失衡,应加强监护和及时纠正,意识障碍患者可通过鼻饲管补充足够热量的营养和液体。

(六)对症治疗

1.中枢性高热

宜先行物理降温,如头部、腋下及腹股沟区放置冰袋,戴冰帽或睡冰毯等。效果不佳者可用多巴胺受体激动剂如溴隐亭 3.75 mg/d,逐渐加量至 $7.5\sim15.0$ mg/d,分次服用。

2.痫性发作

可静脉缓慢推注(注意患者呼吸)地西泮 $10\sim20$ mg,控制发作后可予卡马西平片,每次100 mg,每天 2 次。

3.应激性溃疡

丘脑、脑干出血患者常合并应激性溃疡和引起消化道出血,机制不明,可能是出血影响边缘系统、丘脑、丘脑下部及下行自主神经纤维,使肾上腺皮质激素和胃酸分泌大量增加,黏液分泌减少及屏障功能削弱。常在病后第 $2\sim14$ 天突然发生,可反复出现,表现呕血及黑便,出血量大时常见烦躁不安、口渴、皮肤苍白、湿冷、脉搏细速、血压下降、尿量减少等外周循环衰竭表现。可采取抑制胃酸分泌和加强胃黏膜保护治疗,用 H_2 受体阻滞剂如:①雷尼替丁,每次 150 mg,每天2次,口服。②西咪替丁,$0.4\sim0.8$ g/d,加入0.9%氯化钠注射液,静脉滴注。③注射用奥美拉唑钠,每次 40 mg,每 12 小时静脉注射 1 次,连用 3 天。还可用硫糖铝,每次 1 g,每天 4 次,口服;或氢氧化铝凝胶,每次 $40\sim60$ mL,每天 4 次,口服。若发生上消化道出血可用去甲肾上腺素$4\sim8$ mg加冰盐水 $80\sim100$ mL,每天$4\sim6$ 次,口服;云南白药,每次 0.5 g,每天 4 次,口服。保守治疗无效时可在胃镜下止血,须注意呕血引起窒息,并补液或输血维持血容量。

4.心律失常

心房颤动常见,多见于病后前 3 天。心电图复极改变常导致易损期延长,易损期出现的期前收缩可导致室性心动过速或心室颤动。这可能是脑出血患者易发生猝死的主要原因。心律失常影响心排血量,降低脑灌注压,可加重原发脑病变,影响预后。应注意改善冠心病患者的心肌供血,给予常规抗心律失常治疗,及时纠正电解质紊乱,可试用 β 受体阻滞剂和钙通道阻滞剂治疗,维护心脏功能。

5.大便秘结

脑出血患者,由于卧床等原因,常会出现便秘。用力排便时腹压增高,从而使颅内压升高,可加重脑出血症状。便秘时腹胀不适,使患者烦躁不安,血压升高,亦可使病情加重,故脑出血患者便秘的护理十分重要。便秘可用甘油灌肠剂(支),患者侧卧位插入肛门内 6~10 cm,将药液缓慢注入直肠内 60 mL,5~10 分钟即可排便;缓泻剂如酚酞 2 片,每晚口服,亦可用中药番泻叶3~9 g 泡服。

6.稀释性低钠血症

稀释性低钠血症又称血管升压素分泌异常综合征,10%的脑出血患者可发生。因血管升压素分泌减少,尿排钠增多,血钠降低,可加重脑水肿,每天应限制水摄入量在 800~1 000 mL,补钠 9~12 g;宜缓慢纠正,以免导致脑桥中央髓鞘溶解症。另有脑耗盐综合征,是心钠素分泌过高导致低钠血症,应输液补钠治疗。

7.下肢深静脉血栓形成

急性脑卒中患者易并发下肢和瘫痪肢体深静脉血栓形成,患肢进行性水肿和发硬,肢体静脉血流图检查可确诊。勤翻身、被动活动或抬高瘫痪肢体可预防;治疗可用肝素 5 000 U,静脉滴注,每天 1 次;或低分子量肝素,每次 4 000 U,皮下注射,每天 2 次。

(七)外科治疗

可挽救重症患者的生命及促进神经功能恢复,手术宜在发病后 6~24 小时内进行,预后直接与术前意识水平有关,昏迷患者通常手术效果不佳。

1.手术指征

(1)脑叶出血:患者清醒、无神经障碍和小血肿(<20 mL)者,不必手术,可密切观察和随访。患者意识障碍、大血肿和在 CT 片上有占位征,应手术。

(2)基底节和丘脑出血:大血肿、神经障碍者应手术。

(3)脑桥出血:原则上内科治疗。但对非高血压性脑桥出血如海绵状血管瘤,可手术治疗。

(4)小脑出血:血肿直径≥2 cm 者应手术,特别是合并脑积水、意识障碍、神经功能缺失和占位征者。

2.手术禁忌证

(1)深昏迷患者(GCS 3~5 级)或去大脑强直。

(2)生命体征不稳定,如血压过高、高热、呼吸不规则,或有严重系统器质病变者。

(3)脑干出血。

(4)基底节或丘脑出血影响到脑干。

(5)病情发展急骤,发病数小时即深昏迷者。

3.常用手术方法

(1)小脑减压术:是高血压性小脑出血最重要的外科治疗,可挽救生命和逆转神经功能缺损,病程早期患者处于清醒状态时手术效果好。

(2)开颅血肿清除术:占位效应引起中线结构移位和初期脑疝时外科治疗可能有效。

(3)钻孔扩大骨窗血肿清除术。

(4)钻孔微创颅内血肿清除术。

(5)脑室出血脑室引流术。

(八)早期康复治疗

原则上应尽早开始。在神经系统症状不再进展,没有严重精神、行为异常,生命体征稳定,没有严重的并发症、合并症时即可开始康复治疗的介入,但需注意康复方法的选择。早期康复治疗对恢复患者的神经功能,提高生活质量是十分有利的。早期对瘫痪肢体进行按摩及被动运动,开始有主动运动时即应根据康复要求按阶段进行训练,以促进神经功能恢复,避免出现关节挛缩、肌肉萎缩和骨质疏松;对失语患者需加强言语康复训练。

(九)加强护理,防治并发症

常见的并发症有肺部感染、上消化道出血、吞咽困难和水电解质紊乱、下肢静脉血栓形成、肺栓塞、肺水肿、冠状动脉性疾病和心肌梗死、心脏损伤、痫性发作等。脑出血预后与急性期护理有直接关系,合理的护理措施十分重要。

1.体位

头部抬高 15°～30°,既能保持脑血流量,又能保持呼吸道通畅。切忌无枕仰卧。凡意识障碍患者宜采用侧卧位,头稍前屈,以利口腔分泌物流出。

2.饮食与营养

营养不良是脑出血患者常见的易被忽视的并发症,应充分重视。重症意识障碍患者急性期应禁食1～2天,静脉补给足够能量与维生素,发病48小时后若无活动性消化道出血,可鼻饲流质饮食,应考虑营养合理搭配与平衡。患者意识转清、咳嗽反射良好、能吞咽时可停止鼻饲,应注意喂食时宜取 45°角半卧位,食物宜做成糊状,流质饮料均应选用茶匙喂食,喂食出现呛咳可拍背。

3.呼吸道护理

脑出血患者应保持呼吸道通畅和足够通气量,意识障碍或脑干功能障碍患者应行气管插管,指征是 $PaO_2 < 8.0$ kPa(60 mmHg)、$PaCO_2 > 6.7$ kPa(50 mmHg)或有误吸危险者。鼓励勤翻身、拍背,鼓励患者尽量咳嗽,咳嗽无力痰多时可超声雾化治疗,呼吸困难、呼吸道痰液多、经鼻抽吸困难者可考虑气管切开。

4.压疮防治与护理

昏迷或完全性瘫痪患者易发生压疮,预防措施包括定时翻身,保持皮肤干燥清洁,在骶部、足跟及骨隆起处加垫气圈,经常按摩皮肤及活动瘫痪肢体促进血液循环,皮肤发红可用 70%乙醇溶液或温水轻柔,涂以 3.5%安息香酊。

七、预后与预防

(一)预后

脑出血的预后与出血量、部位、病因及全身状况等有关。脑干、丘脑及大量脑室出血预后差。脑水肿、颅内压增高及脑疝、并发症及脑-内脏(脑-心、脑-肺、脑-肾、脑-胃肠)综合征是致死的主要原因。早期多死于脑疝,晚期多死于中枢性衰竭、肺炎和再出血等继发性并发症。影响本病的预后因素有:①年龄较大;②昏迷时间长和程度深;③颅内压高和脑水肿重;④反复多次出血和出血量大;⑤小脑、脑干出血;⑥神经体征严重;⑦出血灶多和生命体征不稳定;⑧伴癫痫发作、去大脑皮质强直或去大脑强直;⑨伴有脑-内脏联合损害;⑩合并代谢性酸中毒、代谢障碍或电解质紊乱者,预后差。及时给予正确的中西医结合治疗和内外科治疗,可大大改善预后,减少病死率和致残率。

(二)预防

总的原则是定期体检,早发现、早预防、早治疗。脑出血是多危险因素所致的疾病。研究证明,高血压是最重要的独立危险因素,心脏病、糖尿病是肯定的危险因素。多种危险因素之间存在错综复杂的相关性,它们互相渗透、互相作用、互为因果,从而增加了脑出血的危险性,也给预防和治疗带来困难。目前,我国仍存在对高血压知晓率低、用药治疗率低和控制率低等"三低"现象,恰与我国脑卒中患病率高、致残率高和病死率高等"三高"现象形成鲜明对比。因此,加强高血压的防治宣传教育是非常必要的。在高血压治疗中,轻型高血压可选用尼群地平和吲达帕胺,对其他类型的高血压则应根据病情选用钙通道阻滞剂、β受体阻滞剂、血管紧张素转化酶抑制剂(ACEI)、利尿剂等联合治疗。

有些危险因素是先天决定的,而且是难以改变甚至不能改变的(如年龄、性别);有些危险因素是环境造成的,很容易预防(如感染);有些是人们生活行为的方式,是完全可以控制的(如抽烟、酗酒);还有些疾病常常是可治疗的(如高血压)。虽然大部分高血压患者都接受过降压治疗,但规范性、持续性差,这样非但没有起到降低血压、预防脑出血的作用,反而使血压忽高忽低,易于引发脑出血。所以控制血压除进一步普及治疗外,重点应放在正确的治疗方法上。预防工作不可简单、单一化,要采取突出重点、顾及全面的综合性预防措施,才能有效地降低脑出血的发病率、病死率和复发率。

除针对危险因素进行预防外,日常生活中须注意经常锻炼、戒烟酒,合理饮食,调理情绪。饮食上提倡"五高三低",即高蛋白质、高钾、高钙、高纤维素、高维生素及低盐、低糖、低脂。锻炼要因人而异,方法灵活多样,强度不宜过大,避免激烈运动。

第二节 脑 栓 塞

脑栓塞以前称栓塞性脑梗死,是指来自身体各部位的栓子,经颈动脉或椎动脉进入颅内,阻塞脑部血管,中断血流,导致该动脉供血区域的脑组织缺血缺氧而软化坏死及相应的脑功能障碍。临床表现出相应的神经系统功能缺损症状和体征,如急骤起病的偏瘫、偏身感觉障碍和偏盲等。大面积脑梗死还有颅内高压症状,严重时可发生昏迷和脑疝。脑栓塞约占脑梗死的15%。

一、病因与发病机制

(一)病因

脑栓塞按其栓子来源不同,可分为心源性脑栓塞、非心源性脑栓塞及来源不明的脑栓塞。心源性栓子占脑栓塞的60%～75%。

1.心源性脑栓塞

风湿性心脏病引起的脑栓塞,占整个脑栓塞的50%以上。二尖瓣狭窄或二尖瓣狭窄合并闭锁不全者最易发生脑栓塞,因二尖瓣狭窄时,左心房扩张,血流缓慢瘀滞,又有涡流,易于形成附壁血栓,血流的不规则更易使之脱落成栓子,故心房颤动时更易发生脑栓塞。慢性心房颤动是脑栓塞形成最常见的原因。其他还有心肌梗死、心肌病的附壁血栓,以及细菌性心内膜炎时瓣膜上的炎性赘生物脱落、心脏黏液瘤和心脏手术等病因。

2.非心源性脑栓塞

主动脉及发出的大血管粥样硬化斑块和附着物脱落引起的血栓栓塞也是脑栓塞的常见原因。另外,还有炎症的脓栓、骨折的脂肪栓、人工气胸和气腹的空气栓、癌栓、虫栓和异物栓等。还有来源不明的栓子等。

(二)发病机制

各个部位的栓子通过颈动脉系统或椎动脉系统时,栓子阻塞血管的某一分支,造成缺血、梗死和坏死,产生相应的临床表现;还有栓子造成远端的急性供血中断,该区脑组织发生缺血性变性、坏死及水肿;另外,由于栓子的刺激,该段动脉和周围小动脉反射性痉挛,结果不仅造成该栓塞的动脉供血区的缺血,同时因其周围的动脉痉挛,进一步加重脑缺血损害的范围。

二、病理

脑栓塞的病理改变与脑血栓形成基本相同。但是,有以下几点不同:①脑栓塞的栓子与动脉壁不粘连,而脑血栓形成是在动脉壁上形成的,所以栓子与动脉壁粘连不易分开。②脑栓塞的栓子可以向远端移行,而脑血栓形成的栓子不能。③脑栓塞所致的梗死灶,有60%以上合并出血性梗死;脑血栓形成所致的梗死灶合并出血性梗死较少。④脑栓塞往往为多发病灶,脑血栓形成常为一个病灶。另外,炎性栓子可见局灶性脑炎或脑脓肿,寄生虫栓子在栓塞处可发现虫体或虫卵。

三、临床表现

(一)发病年龄

风湿性心脏病引起者以中青年为多,冠心病及大动脉病变引起者以中老年人为多。

(二)发病情况

发病急骤,在数秒钟或数分钟之内达高峰,是所有脑卒中发病最快者,有少数患者因反复栓塞可在数天内呈阶梯式加重。一般发病无明显诱因,安静和活动时均可发病。

（三）症状与体征

约有 4/5 的脑栓塞发生于前循环,特别是大脑中动脉,病变对侧出现偏瘫、偏身感觉障碍和偏盲,优势半球病变还有失语。癫痫发作很常见,因大血管栓塞,常引起脑血管痉挛,有部分性发作或全面性发作。椎-基底动脉栓塞约占 1/5,起病有眩晕、呕吐、复视、交叉性瘫痪、共济失调、构音障碍和吞咽困难等。栓子进入一侧或两侧大脑后动脉有同向性偏盲或皮质盲。基底动脉主干栓塞会导致昏迷、四肢瘫痪,可引起闭锁综合征及基底动脉尖综合征。

心源性栓塞患者有心慌、胸闷、心律不齐和呼吸困难等。

四、辅助检查

（一）胸部 X 线检查

可发现心脏肥大。

（二）心电图检查

可发现陈旧或新鲜心肌梗死、心律失常等。

（三）超声心动图检查

超声心动图检查是评价心源性脑栓塞的重要依据之一,能够显示心脏立体解剖结构,包括瓣膜反流和运动、心室壁的功能和心腔内的肿块。

（四）多普勒超声检查

有助于测量血流通过狭窄瓣膜的压力梯度及狭窄的严重程度。彩色多普勒超声血流图可检测瓣膜反流程度并可研究与血管造影的相关性。

（五）经颅多普勒超声（TCD）

TCD 可检测颅内血流情况,评价血管狭窄的程度及闭塞血管的部位,也可检测动脉粥样硬化的斑块及微栓子的部位。

（六）神经影像学检查

头颅 CT 和 MRI 检查可显示缺血性梗死和出血性梗死改变。合并出血性梗死高度支持脑栓塞的诊断,许多患者继发出血性梗死临床症状并未加重,发病 3~5 天复查 CT 可早期发现继发性梗死后出血。早期脑梗死 CT 难于发现,常规 MRI 假阳性率较高,MRI 弥散成像(DWI)和灌注成像(PWI)可以发现超急性期脑梗死。磁共振血管成像(MRA)是一种无创伤性显示脑血管狭窄或阻塞的方法,造影特异性较高。数字减影血管造影(DSA)可更好地显示脑血管狭窄的部位、范围和程度。

(七)腰椎穿刺脑脊液检查

脑栓塞引起的大面积脑梗死可有压力增高和蛋白含量增高。出血性脑梗死时可见红细胞。

五、诊断与鉴别诊断

(一)诊断

(1)多为急骤发病。

(2)多数无前驱症状。

(3)一般意识清楚或有短暂意识障碍。

(4)有颈内动脉系统或椎-基底动脉系统症状和体征。

(5)腰椎穿刺脑脊液检查一般不应含血,若有红细胞可考虑出血性脑栓塞。

(6)栓子的来源可为心源性或非心源性,也可同时伴有脏器栓塞症状。

(7)头颅 CT 和 MRI 检查有梗死灶或出血性梗死灶。

(二)鉴别诊断

1.血栓形成性脑梗死

均为急性起病的偏瘫、偏身感觉障碍,但血栓形成性脑梗死发病较慢,短期内症状可逐渐进展,一般无心房颤动等心脏病症状,头颅 CT 很少有出血性梗死灶,以资鉴别。

2.脑出血

均为急骤起病的偏瘫,但脑出血多数有高血压、头痛、呕吐和意识障碍,头颅 CT 为高密度灶可以鉴别。

六、治疗

(一)抗凝治疗

对抗凝治疗预防心源性脑栓塞复发的利弊,仍存在争议。有的学者认为脑栓塞容易发生出血性脑梗死和大面积脑梗死,可有明显的脑水肿,所以在急性期不主张应用较强的抗凝药物,以免引起出血性梗死,或并发脑出血及加重脑水肿。也有学者认为,抗凝治疗是预防随后再发栓塞性脑卒中的重要手段。心房颤动或有再栓塞风险的心源性病因、动脉夹层或动脉高度狭窄的患者,可应用抗凝药物预防再栓塞。栓塞复发的高风险可完全抵消发生出血的风险。常用的抗凝药物有以下几种。

1.肝素

有妨碍凝血活酶的形成作用;能增强抗凝血酶、中和活性凝血因子及纤溶酶;还有消除血小板的凝集作用,通过抑制透明质酸酶的活性而发挥抗凝作用。肝素每次$(1.25\sim2.5)\times10^4$ U$(100\sim200$ mg$)$加入 5%葡萄糖注射液或 0.9%氯化钠注射液 1 000 mL 中,缓慢静脉滴注或微泵注入,以每分钟 $10\sim20$ 滴为宜,维持48 小时,同时第 1 天开始口服抗凝药。

有颅内出血、严重高血压、肝肾功能障碍、消化道溃疡、急性细菌性心内膜炎和出血倾向者禁用。根据部分凝血活酶时间(APTT)调整剂量,维持治疗前APTT 值的 $1.5\sim2.5$ 倍,及时检测凝血活酶时间及活动度。用量过大,可导致严重自发性出血。

2.那曲肝素钙

那曲肝素钙又名低分子肝素钙,是一种由普通肝素通过硝酸分解纯化而得到的低分子肝素钙盐,其平均分子量为 4 500。目前认为低分子肝素钙是通过抑制凝血酶的生长而发挥作用。另外,还可溶解血栓和改善血流动力学。对血小板的功能影响明显小于肝素,很少引起出血并发症。因此,那曲肝素钙是一种比较安全的抗凝药。每次4 000~5 000 U(WHO 单位),腹部脐下外侧皮下垂直注射,每天1~2 次,连用 7~10 天,注意不能用于肌内注射。可能引起注射部位出血性瘀斑、皮下瘀血、血尿和过敏性皮疹。

3.华法林

为香豆素衍生物钠盐,通过拮抗维生素 K 的作用,使凝血因子 Ⅱ、Ⅶ、Ⅸ 和 Ⅹ 的前体物质不能活化,在体内发挥竞争性的抑制作用,为一种间接性的中效抗凝剂。第 1 天给予 5~10 mg 口服,第2 天半量;第3 天根据复查的凝血酶原时间及活动度结果调整剂量,凝血酶原活动度维持在 25%~40%给予维持剂量,一般维持量为每天 2.5~5 mg,可用 3~6 个月。不良反应可有牙龈出血、血尿、发热、恶心、呕吐、腹泻等。

(二)脱水降颅压药物

脑栓塞患者常为大面积脑梗死、出血性脑梗死,常有明显脑水肿,甚至发生脑疝的危险,对此必须立即应用降颅压药物。心源性脑栓塞应用甘露醇可增加心脏负荷,有引起急性肺水肿的风险。20%甘露醇每次只能给 125 mL 静脉滴注,每天 4~6 次。为增强甘露醇的脱水力度,同时必须加用呋塞米,每次 40 mg 静脉注射,每天 2 次,可减轻心脏负荷,达到保护心脏的作用,保证甘露醇的脱水治疗;甘油果糖每次250~500 mL缓慢静脉滴注,每天 2 次。

(三)扩张血管药物

1.丁苯酞

每次 200 mg,每天 3 次,口服。

2.葛根素注射液

每次 500 mg 加入 5％葡萄糖注射液或 0.9％氯化钠注射液 250 mL 中静脉滴注,每天 1 次,可连用10～14 天。

3.复方丹参注射液

每次 2 支(4 mL)加入 5％葡萄糖注射液或 0.9％氯化钠注射液 250 mL 中静脉滴注,每天1 次,可连用 10～14 天。

4.川芎嗪注射液

每次 100 mg 加入 5％葡萄糖注射液或 0.9％氯化钠注射液 250 mL 中静脉滴注,每天 1 次,可连用10～15 天,有脑水肿和出血倾向者忌用。

(四)抗血小板聚集药物

早期暂不应用,特别是已有出血性梗死者急性期不宜应用。当急性期过后,为预防血栓栓塞的复发,可较长期应用阿司匹林或氯吡格雷。

(五)原发病治疗

对感染性心内膜炎(亚急性细菌性心内膜炎),在病原菌未培养出来时,给予青霉素每次(3.2～4)×10^6 U加入 5％葡萄糖注射液或 0.9％氯化钠注射液 250 mL中静脉滴注,每天 4～6 次;已知病原微生物,对青霉素敏感的首选青霉素,对青霉素不敏感者选用头孢曲松钠,每次 2 g 加入 5％葡萄糖注射液250～500 mL中静脉滴注,12 小时滴完,每天 2 次。对青霉素过敏和过敏体质者慎用,对头孢菌素类药物过敏者禁用。对青霉素和头孢菌素类抗生素不敏感者可应用去甲万古霉素,30 mg/(kg·d),分 2 次静脉滴注,每 0.8 g 药物至少加 200 mL液体,在 1 小时以上时间内缓慢滴入,可用4～6 周,24 小时内最大剂量不超过2 g,此药有明显的耳毒性和肾毒性。

七、预后与预防

(一)预后

脑栓塞急性期病死率为 5％～15％,多死于严重脑水肿、脑疝。心肌梗死引起的脑栓塞预后较差,多遗留严重的后遗症。如栓子来源不消除,半数以上患者可能复发,约 2/3 在 1 年内复发,复发的病死率更高。10％～20％的脑栓塞患者可能在病后 10 天内发生第 2 次栓塞,病死率极高。栓子较小、症状较轻、及时治疗的患者,神经功能障碍可以部分或完全缓解。

（二）预防

最重要的是预防脑栓塞的复发。目前认为对于心房颤动、心肌梗死、二尖瓣脱垂患者可首选华法林作为二级预防的药物,阿司匹林也有效,但效果低于华法林。华法林的剂量一般为每天 2.5～3.0 mg,老年人每天 1.5～2.5 mg,并可采用国际标准化比值（INR）为标准进行治疗,既可获效,又可减少出血的危险性。1993 年,欧洲 13 个国家 108 个医疗中心联合进行了一组临床试验,共入选 1 007 例非风湿性心房颤动发生 TIA 或小卒中的患者,分为 3 组,一组应用香豆素,一组用阿司匹林,另一组用安慰剂,随访 2～3 年,计算脑卒中或其他部位栓塞的发生率。结果发现应用香豆素组每年可减少 9％脑卒中发生率,阿司匹林组减少 4％。前者出血发生率为 2.8％（每年）,后者为 0.9％（每年）。

关于脑栓塞发生后何时开始应用抗凝剂仍有不同看法。有的学者认为过早应用可增加出血的危险性,因此建议发病后数周再开始应用抗凝剂比较安全。据临床研究结果表明,高血压是引起出血的主要危险因素,如能严格控制高血压,华法林的剂量强度控制在 INR 2.0～3.0,则其出血发生率可以降低。因此,目前认为华法林可以作为某些心源性脑栓塞的预防药物。

第三节　蛛网膜下腔出血

蛛网膜下腔出血（subarachnoid hemorrhage,SAH）是指脑表面或脑底部的血管自发破裂,血液流入蛛网膜下腔,伴或不伴颅内其他部位出血的一种急性脑血管疾病。本病可分为原发性、继发性和外伤性。原发性 SAH 是指脑表面或脑底部的血管破裂出血,血液直接或基本直接流入蛛网膜下腔所致,称特发性蛛网膜下腔出血或自发性蛛网膜下腔出血（idiopathic subarachnoid hemorrhage,ISAH）,占急性脑血管疾病的 15％左右,是神经科常见急症之一;继发性 SAH 则为脑实质内、脑室、硬脑膜外或硬脑膜下的血管破裂出血,血液穿破脑组织进入脑室或蛛网膜下腔者;外伤引起的概称外伤性 SAH,常伴发于脑挫裂伤。SAH 临床表现为急骤起病的剧烈头痛、呕吐、精神或意识障碍、脑膜刺激征和血性脑脊液。SAH 的年发病率世界各国各不相同,中国约为 5/10 万,美国为(6~16)/10 万,德国约为 10/10 万,芬兰约为25/10 万,日本约为25/10 万。

一、病因与发病机制

(一)病因

SAH 的病因很多,以动脉瘤为最常见,包括先天性动脉瘤、高血压动脉硬化性动脉瘤、夹层动脉瘤和感染性动脉瘤等,其他如脑血管畸形、脑底异常血管网、结缔组织病、脑血管炎等。75%~85%的非外伤性 SAH 患者为颅内动脉瘤破裂出血,其中,先天性动脉瘤发病多见于中青年;高血压动脉硬化性动脉瘤为梭形动脉瘤,约占 13%,多见于老年人。脑血管畸形占第 2 位,以动静脉畸形最常见,约占 15%,常见于青壮年。其他如烟雾病、感染性动脉瘤、颅内肿瘤、结缔组织病、垂体卒中、脑血管炎、血液病及凝血障碍性疾病、妊娠并发症等均可引起SAH。近年发现约 15%的 ISAH 患者病因不清,即使 DSA 检查也未能发现SAH 的病因。

1.动脉瘤

近年来,对先天性动脉瘤与分子遗传学的多个研究支持 I 型胶原蛋白 α_2 链基因(COLIA$_2$)和弹力蛋白基因(FLN)是先天性动脉瘤最大的候补基因。颅内动脉瘤好发于 Willis 环及其主要分支的血管分叉处,其中位于前循环颈内动脉系统者约占 85%,位于后循环基底动脉系统者约占 15%。对此类动脉瘤的研究证实,血管壁的最大压力来自沿血流方向上的血管分叉处的尖部。随着年龄增长,在血压增高、动脉瘤增大,更由于血流涡流冲击和各种危险因素的综合因素作用下,出血的可能性也随之增大。颅内动脉瘤体积的大小与有无蛛网膜下腔出血相关,直径<3 mm 的动脉瘤,SAH 的风险小;直径>7 mm 的动脉瘤,SAH 的风险高。对于未破裂的动脉瘤,每年发生动脉瘤破裂出血的危险性介于1%~2%。曾经破裂过的动脉瘤有更高的再出血率。

2.脑血管畸形

以动静脉畸形最常见,且 90%以上位于小脑幕上。脑血管畸形是胚胎发育异常形成的畸形血管团,血管壁薄,在有危险因素的条件下易诱发出血。

3.高血压动脉硬化性动脉瘤

长期高血压动脉粥样硬化导致脑血管弯曲多,侧支循环多,管径粗细不均,且脑内动脉缺乏外弹力层,在血压增高、血流涡流冲击等因素影响下,管壁薄弱的部分逐渐向外膨胀形成囊状动脉瘤,极易破裂出血。

4.其他病因

动脉炎或颅内炎症可引起血管破裂出血,肿瘤可直接侵袭血管导致出血。脑底异常血管网形成后可并发动脉瘤,一旦破裂出血可导致反复发生的脑实质内出血或SAH。

(二)发病机制

SAH后,血液流入蛛网膜下腔淤积在血管破裂相应的脑沟和脑池中,并可下流至脊髓蛛网膜下腔,甚至逆流至第四脑室和侧脑室,引起一系列变化,主要包括:①颅内容积增加,血液流入蛛网膜下腔使颅内容积增加,引起颅内压增高,血液流入量大者可诱发脑疝。②化学性脑膜炎,血液流入蛛网膜下腔后直接刺激血管,使白细胞崩解释放各种炎症介质。③血管活性物质释放,血液流入蛛网膜下腔后,血细胞破坏产生各种血管活性物质(氧合血红蛋白、5-羟色胺、血栓烷 A_2、肾上腺素、去甲肾上腺素)刺激血管和脑膜,使脑血管发生痉挛和蛛网膜颗粒粘连。④脑积水,血液流入蛛网膜下腔在颅底或逆流入脑室发生凝固,造成脑脊液回流受阻引起急性阻塞性脑积水和颅内压增高;部分红细胞随脑脊液流入蛛网膜颗粒并溶解,使其阻塞,引起脑脊液吸收减慢,最后产生交通性脑积水。⑤下丘脑功能紊乱,血液及其代谢产物直接刺激下丘脑引起神经内分泌紊乱,引起发热、血糖含量增高、应激性溃疡、肺水肿等。⑥脑-心综合征,急性高颅压或血液直接刺激下丘脑、脑干,导致自主神经功能亢进,引起急性心肌缺血、心律失常等。

二、病理

肉眼可见脑表面呈紫红色,覆盖有薄层血凝块;脑底部的脑池、脑桥小脑三角及小脑延髓池等处可见更明显的血块沉积,甚至可将颅底的血管、神经埋没。血液可穿破脑底面进入第三脑室和侧脑室。脑底大量积血或脑室内积血可影响脑脊液循环出现脑积水,约5%的患者,由于部分红细胞随脑脊液流入蛛网膜颗粒并使其堵塞,引起脑脊液吸收减慢而产生交通性脑积水。蛛网膜及软膜增厚、色素沉着,脑与神经、血管间发生粘连。脑脊液呈血性。血液在蛛网膜下腔的分布,以出血量和范围分为弥散型和局限型。前者出血量较多,穹隆面与基底面蛛网膜下腔均有血液沉积;后者血液则仅存于脑底池。40%~60%的脑标本并发脑内出血。出血的次数越多,并发脑内出血的比例越大。并发脑内出血的发生率第1次约39.6%,第2次约55%,第3次达100%。出血部位随动脉瘤的部位而定。动脉瘤好发于Willis环的血管上,尤其是动脉分叉处,可单发或多发。

三、临床表现

SAH 发生于任何年龄,发病高峰多在 30～60 岁;50 岁后,ISAH 的危险性有随年龄的增加而升高的趋势。男女在不同的年龄段发病不同,10 岁前男性的发病率较高,男女比为 4∶1;40～50 岁时,男女发病相等;70～80 岁时,男女发病率之比高达 1∶10。临床主要表现为剧烈头痛、脑膜刺激征阳性、血性脑脊液。在严重病例中,患者可出现意识障碍,从嗜睡至昏迷不等。

(一)症状与体征

1.先兆及诱因

先兆通常是不典型头痛或颈部僵硬,部分患者有病侧眼眶痛、轻微头痛、动眼神经麻痹等表现,主要由少量出血造成;70%的患者存在上述症状数天或数周后出现严重出血,但绝大部分患者起病急骤,无明显先兆。常见诱因有过量饮酒、情绪激动、精神紧张、剧烈活动、用力状态等,这些诱因均能增加 ISAH 的风险性。

2.一般表现

出血量大者,当日体温即可升高,可能与下丘脑受影响有关;多数患者于2～3 天后体温升高,多属于吸收热;SAH 后患者血压增高,1～2 周病情趋于稳定后逐渐恢复病前血压。

3.神经系统表现

绝大部分患者有突发持续性剧烈头痛。头痛位于前额、枕部或全头,可扩散至颈部、腰背部;常伴有恶心、呕吐。呕吐可反复出现,系由颅内压急骤升高和血液直接刺激呕吐中枢所致。如呕吐物为咖啡色样胃内容物则提示上消化道出血,预后不良。头痛部位各异,轻重不等,部分患者类似眼肌麻痹型偏头痛。有48%～81%的患者可出现不同程度的意识障碍,轻者嗜睡,重者昏迷,多逐渐加深。意识障碍的程度、持续时间及意识恢复的可能性均与出血量、出血部位及有无再出血有关。

部分患者以精神症状为首发或主要的临床症状,常表现为兴奋、躁动不安、定向障碍,甚至谵妄和错乱;少数可出现迟钝、淡漠、抗拒等。精神症状可由大脑前动脉或前交通动脉附近的动脉瘤破裂引起,大多在病后 1～5 天出现,但多数在数周内自行恢复。癫痫发作较少见,多发生在出血时或出血后的急性期,国外发生率为6%～26.1%,国内资料为 10%～18.3%。在一项 SAH 的大宗病例报道中,大约有 15%的动脉瘤性 SAH 表现为癫痫。癫痫可为局限性抽搐或全身强直-阵挛性发作,多见于脑血管畸形引起者,出血部位多在天幕上,多由于血液刺激大脑皮质所致,患者有反复发作倾向。部分患者由于血液流入脊髓蛛网膜下腔可出现神经根刺激症状,如腰背痛。

4.神经系统体征

(1)脑膜刺激征:为 SAH 的特征性体征,包括头痛、颈强直、Kernig 征和 Brudzinski 征阳性。常于起病后数小时至 6 天内出现,持续 3～4 周。颈强直发生率最高(6％～100％)。另外,应当注意临床上有少数患者可无脑膜刺激征,如老年患者,可能因蛛网膜下腔扩大等老年性改变和痛觉不敏感等因素,往往使脑膜刺激征不明显,但意识障碍仍可较明显,老年人的意识障碍可达 90％。

(2)脑神经损害:以第 Ⅱ、Ⅲ 对脑神经最常见,其次为第 Ⅴ、Ⅵ、Ⅶ、Ⅷ 对脑神经,主要由于未破裂的动脉瘤压迫或破裂后的渗血、颅内压增高等直接或间接损害引起。少数患者有一过性肢体单瘫、偏瘫、失语,早期出现者多因出血破入脑实质和脑水肿所致;晚期多由于迟发性脑血管痉挛引起。

(3)眼症状:SAH 的患者中,17％有玻璃体膜下出血,7％～35％有视盘水肿。视网膜下出血及玻璃体下出血是诊断 SAH 有特征性的体征。

(4)局灶性神经功能缺失:如有局灶性神经功能缺失有助于判断病变部位,如突发头痛伴眼睑下垂者,应考虑载瘤动脉可能是后交通动脉或小脑上动脉。

(二)SAH 并发症

1.再出血

在脑血管疾病中,最易发生再出血的疾病是 SAH,国内文献报道再出血率为 24％左右。再出血临床表现严重,病死率远远高于第 1 次出血,一般发生在第 1 次出血后 10～14 天,2 周内再发生率占再发病例的 54％～80％。近期再出血病死率为 41％～46％,甚至更高。再发出血多由动脉瘤破裂所致,通常在病情稳定的情况下,突然头痛加剧、呕吐、癫痫发作,并迅速陷入深昏迷,瞳孔散大,对光反射消失,呼吸困难甚至停止。神经定位体征加重或脑膜刺激征明显加重。

2.脑血管痉挛

脑血管痉挛(CVS)是 SAH 发生后出现的迟发性大、小动脉的痉挛狭窄,以后者更多见。典型的血管痉挛发生在出血后 3～5 天,于 5～10 天达高峰,2～3 周逐渐缓解。在大多数研究中,血管痉挛发生率在 25％～30％。早期可逆性 CVS 多在蛛网膜下腔出血后30 分钟内发生,表现为短暂的意识障碍和神经功能缺失。70%的CVS在蛛网膜下腔出血后1~2周发生,尽管及时干预治疗,但仍有约50%有症状的CVS患者将会进一步发展为脑梗死。因此,CVS的治疗关键在预防。血管痉挛发作的临床表现通常是头痛加重或意识状态下降,除发热和脑膜刺激征外,也可表现局灶性的神经功能损害体征,但不常见。尽管导致血管痉挛的许多潜在危险因素已经确定,但CT扫描所见的SAH的数量和部位是最主要的危险因素。基底池内有厚层血块的患者比仅有少量出血的患者更容易发展为血管痉挛。虽然国内外均有大量的临床观察和实验数据,但是CVS的机制仍不确定。SAH本身或其降解产物中的一种或多种成分可能是导致CVS的原因。

CVS的检查常选择经颅多普勒超声(TCD)和数字减影血管造影(DSA)检查。TCD有助于血管痉挛的诊断。TCD血液流速峰值超过200 cm/s和/或平均流速超过120 cm/s时能很好地与血管造影显示的严重血管痉挛相符。值得提出的是,TCD只能测定颅内血管系统中特定深度的血管段。测得数值的准确性在一定程度上依赖于超声检查者的经验。动脉插管血管造影诊断CVS较TCD更为敏感。CVS患者行血管造影的价值不仅用于诊断,更重要的目的是血管内治疗。动脉插管血管造影为有创检查,价格较昂贵。

3.脑积水

大约25%的动脉瘤性蛛网膜下腔出血患者由于出血量大、速度快,血液大量涌入第三脑室、第四脑室并凝固,使第四脑室的外侧孔和正中孔受阻,可引起急性梗阻性脑积水,导致颅内压急剧升高,甚至出现脑疝而死亡。急性脑积水常发生于起病数小时至2周内,多数患者在1~2天意识障碍呈进行性加重,神经症状迅速恶化,生命体征不稳定,瞳孔散大。颅脑CT检查可发现阻塞上方的脑室明显扩大等脑室系统有梗阻表现,此类患者应迅速进行脑室引流术。慢性脑积水是SAH后3周至1年发生的脑积水,原因可能为蛛网膜下腔出血刺激脑膜,引起无菌性炎症反应形成粘连,阻塞蛛网膜下腔及蛛网膜绒毛而影响脑脊液的吸收与回流,以脑脊液吸收障碍为主,病理切片可见蛛网膜增厚纤维变性,室管膜破坏及脑室周围脱髓鞘改变。Johnston认为脑脊液的吸收与蛛网膜下腔和上矢状窦的压力差,以及蛛网膜绒毛颗粒的阻力有关。当脑外伤后颅内压增高时,上矢状窦的压力随之升高,使蛛网膜下腔和上矢状窦的压力差变小,从而使蛛网膜绒毛微小管系统受压甚至关闭,直接影响脑脊液的吸收。由于脑脊液的积蓄造成脑室内静水压升高,致使脑室进行性扩大。因此,慢性脑积水的初期,患者的颅内压是高于正常的,及至脑室扩大到一定程度之后,由于加大了吸收面,才渐使颅内压下降至正常范围,故临床上称之为正常颅压脑积水。但由于脑脊液的静水压已超过脑室壁所能承受的压力,使脑室不断继续扩大、脑萎缩加重而致进行性痴呆。

4.自主神经及内脏功能障碍

常由下丘脑受出血、脑血管痉挛和颅内压增高的损伤所致,临床可并发心肌缺血或心肌梗死、急性肺水肿、应激性溃疡。这些并发症被认为是由于交感神经过度活跃或迷走神经张力过高所致。

5.低钠血症

尤其是重症 SAH 常影响下丘脑功能,而导致有关水盐代谢激素的分泌异常。目前,关于低钠血症发生的病因有两种机制,即血管升压素分泌异常综合征(syndrome of inappropriate antidiuretic hormone,SIADH)和脑性耗盐综合征(cerebral salt-wasting syndrome,CSWS)。

SIADH 理论是 1957 年由 Bartter 等提出的,该理论认为,低钠血症产生的原因是由于各种创伤性刺激作用于下丘脑,引起血管升压素(ADH)分泌过多,或血管升压素渗透性调节异常,丧失了低渗对 ADH 分泌的抑制作用,而出现持续性 ADH 分泌。肾脏远曲小管和集合管重吸收水分的作用增强,引起水潴留、血钠被稀释及细胞外液增加等一系列病理生理变化。同时,促肾上腺皮质激素(ACTH)相对分泌不足,血浆 ACTH 降低,醛固酮分泌减少,肾小管排钾保钠功能下降,尿钠排出增多。细胞外液增加和尿、钠丢失的后果是血浆渗透压下降和稀释性低血钠,尿渗透压高于血渗透压,低钠而无脱水,中心静脉压增高的一种综合征。若进一步发展,将导致水分从细胞外向细胞内转移、细胞水肿及代谢功能异常。当血钠 < 120 mmol/L 时,可出现恶心、呕吐、头痛;当血钠 <110 mmol/L时可发生嗜睡、躁动、谵语、肌张力低下、腱反射减弱或消失甚至昏迷。

但 20 世纪 70 年代末以来,越来越多的学者发现,发生低钠血症时,患者多伴有尿量增多和尿钠排泄量增多,而血中 ADH 并无明显增加。这使得脑性耗盐综合征的概念逐渐被接受。SAH 时,CSWS 的发生可能与脑钠肽(BNP)的作用有关。下丘脑受损时可释放出 BNP,脑血管痉挛也可使 BNP 升高。BNP 的生物效应类似心房钠尿肽(ANP),有较强的利钠和利尿反应。CSWS 时可出现厌食、恶心、呕吐、无力、直立性低血压、皮肤无弹性、眼球内陷、心率增快等表现。诊断依据:细胞外液减少,负钠平衡,水摄入与排出率<1,肺动脉楔压<1.1 kPa(8 mmHg),中央静脉压<0.8 kPa(6 mmHg),体重减轻。Ogawasara 提出每天

对 CSWS 患者定时测体重和中央静脉压是诊断 CSWS 和鉴别 SIADH 最简单和实用的方法。

四、辅助检查

(一)脑脊液检查

目前,脑脊液检查尚不能被 CT 检查所完全取代。由于腰椎穿刺(LP)有诱发再出血和脑疝的风险,在无条件行 CT 检查和病情允许的情况下,或颅脑 CT 所见可疑时才可考虑谨慎施行 LP 检查。均匀一致的血性脑脊液是诊断 SAH 的金标准,脑脊液压力增高,蛋白含量增高,糖和氯化物水平正常。起初脑脊液中红、白细胞比例与外周血基本一致(700∶1),12 小时后脑脊液开始变黄,2～3 天因出现无菌性炎症反应,白细胞计数可增加,初为中性粒细胞,后为单核细胞和淋巴细胞。LP 阳性结果与穿刺损伤出血的鉴别很重要。通常是通过连续观察试管内红细胞计数逐渐减少的三管试验来证实,但采用脑脊液离心检查上清液黄变及匿血反应是更灵敏的诊断方法。脑脊液细胞学检查可见巨噬细胞内吞噬红细胞及碎片,有助于鉴别。

(二)颅脑 CT 检查

CT 检查是诊断 SAH 的首选常规检查方法。急性期颅脑 CT 检查快速、敏感,不但可早期确诊,还可判定出血部位、出血量、血液分布范围及动态观察病情进展和有无再出血迹象。急性期 CT 表现为脑池、脑沟及蛛网膜下腔呈高密度改变,尤以脑池局部积血有定位价值,但确定出血动脉及病变性质仍需借助于 DSA 检查。发病距 CT 检查的时间越短,显示蛛网膜下腔出血病灶部位的积血越清楚。Adams 观察发病当日 CT 检查显示阳性率为 95％,1 天后降至 90％,5 天后降至 80％,7 天后降至 50％。CT 显示蛛网膜下腔高密度出血征象,多见于大脑外侧裂池、前纵裂池、后纵裂池、鞍上池、和环池等。CT 增强扫描可能显示大的动脉瘤和血管畸形。须注意 CT 阴性并不能绝对排除 SAH。

部分学者依据 CT 扫描并结合动脉瘤好发部位推测动脉瘤的发生部位,如蛛网膜下腔出血以鞍上池为中心呈不对称向外扩展,提示颈内动脉瘤;外侧裂池基底部积血提示大脑中动脉瘤;前纵裂池基底部积血提示前交通动脉瘤;出血以脚间池为中心向前纵裂池和后纵裂池基底部扩散,提示基底动脉瘤。CT 显示弥漫性出血或局限于前部的出血发生再出血的风险较大,应尽早行 DSA 检查确定动脉瘤部位并早期手术。MRA 作为初筛工具具有无创、无风险的特点,但敏感性不如 DSA 检查高。

(三)DSA

确诊 SAH 后应尽早行 DSA 检查,以确定动脉瘤的部位、大小、形状、数量、侧支循环和脑血管痉挛等情况,并可协助除外其他病因如动静脉畸形、烟雾病和炎性血管瘤等。大且不规则、分成小腔(为责任动脉瘤典型的特点)的动脉瘤可能是出血的动脉瘤。如发病之初脑血管造影未发现病灶,应在发病 1 个月后复查脑血管造影,可能会有新发现。DSA 可显示 80％的动脉瘤及几乎 100％的血管畸形,而且对发现继发性脑血管痉挛有帮助。脑动脉瘤大多数在 2～3 周再次破裂出血,尤以病后 6～8 天为高峰,因此对动脉瘤应早检查、早期手术治疗,如在发病后 2～3 天,脑水肿尚未达到高峰时进行手术则手术并发症少。

(四)MRI 检查

MRI 对 ASH 的敏感性不及 CT。急性期 MRI 检查还可能诱发再出血。但 MRI 可检出脑干隐匿性血管畸形;对直径 3～5 mm 的动脉瘤检出率可达 84％～100％,而由于空间分辨率较差,不能清晰显示动脉瘤颈和载瘤动脉,仍需行 DSA 检查。

(五)其他检查

心电图可显示 T 波倒置、QT 间期延长、出现高大 U 波等异常;血常规、凝血功能和肝功能检查可排除凝血功能异常方面的出血原因。

五、诊断与鉴别诊断

(一)诊断

根据以下临床特点,诊断 SAH 一般并不困难,如突然起病,主要症状为剧烈头痛,伴呕吐;可有不同程度的意识障碍和精神症状,脑膜刺激征明显,少数伴有脑神经及轻偏瘫等局灶症状;辅助检查 LP 为血性脑脊液,脑 CT 所显示的出血部位有助于判断动脉瘤。

临床分级:一般采用 Hunt-Hess 分级法(表 3-1)或世界神经外科联盟(WFNS)分级。前者主要用于动脉瘤引起 SAH 的手术适应证及预后判断的参考,Ⅰ～Ⅲ级应尽早行 DSA,积极术前准备,争取尽早手术;对Ⅳ～Ⅴ级先行血块清除术,待症状改善后再行动脉瘤手术。后者根据 GCS 昏迷评分和有无运动障碍进行分级(表 3-2),即Ⅰ级的 SAH 患者很少发生局灶性神经功能缺损;GCS≤12 分(Ⅳ～Ⅴ级)的患者,不论是否存在局灶神经功能缺损,并不影响其预后判断;对于 GCS 13～14 分(Ⅱ～Ⅲ级)的患者,局灶神经功能缺损是判断预后的补充条件。

表 3-1　Hunt-Hess 分级法(1968 年)

分类	标准
0 级	未破裂动脉瘤
Ⅰ 级	无症状或轻微头痛
Ⅱ 级	中-重度头痛、脑膜刺激征、脑神经麻痹
Ⅲ 级	嗜睡、意识混浊、轻度局灶性神经体征
Ⅳ 级	昏迷、中或重度偏瘫,有早期去大脑强直或自主神经功能紊乱
Ⅴ 级	深昏迷、去大脑强直,濒死状态

注:凡有高血压、糖尿病、高度动脉粥样硬化、慢性肺部疾病等全身性疾病,或 DSA 呈现高度脑血管痉挛的病例,则向恶化阶段提高 1 级

表 3-2　WFNS 的 SAH 分级(1988 年)

分类	GCS 昏迷评分	运动障碍
Ⅰ 级	15	无
Ⅱ 级	14～13	无
Ⅲ 级	14～13	有局灶性体征
Ⅳ 级	12～7	有或无
Ⅴ 级	6～3	有或无

(二)鉴别诊断

1.脑出血

脑出血深昏迷时与 SAH 不易鉴别,但脑出血多有局灶性神经功能缺失体征,如偏瘫、失语等,患者多有高血压病史。仔细的神经系统检查及脑 CT 检查有助于鉴别诊断。

2.颅内感染

发病较 SAH 缓慢。各类脑膜炎起病初均先有高热,脑脊液呈炎性改变而有别于 SAH。进一步脑影像学检查,脑沟、脑池无高密度增高影改变。脑炎临床表现为发热、精神症状、抽搐和意识障碍,且脑脊液多正常或只有轻度白细胞数增高,只有脑膜出血时才表现为血性脑脊液;脑 CT 检查有助于鉴别诊断。

3.瘤卒中

依靠详细病史(如有慢性头痛、恶心、呕吐等)、体征和脑 CT 检查可以鉴别。

六、治疗

主要治疗原则:①控制继续出血,预防及解除血管痉挛,去除病因,防治再出血,尽早采取措施预防、控制各种并发症。②掌握时机尽早行 DSA 检查,如发现动脉瘤及动静脉畸形,应尽早行血管介入、手术治疗。

(一)一般处理

绝对卧床护理4~6周,避免情绪激动和用力排便,防治剧烈咳嗽,烦躁不安时适当应用止咳剂、镇静剂;稳定血压,控制癫痫发作。对于血性脑脊液伴脑室扩大者,必要时可行脑室穿刺和体外引流,但应掌握引流速度要缓慢。发病后应密切观察 GCS 评分,注意心电图变化,动态观察局灶性神经体征变化和进行脑功能监测。

(二)防止再出血

二次出血是本病的常见现象,故积极进行药物干预对防治再出血十分必要。ASH 急性期脑脊液纤维素溶解系统活性增高,第 2 周开始下降,第 3 周后恢复正常。因此,选用抗纤维蛋白溶解药物抑制纤溶酶原的形成,具有防治再出血的作用。

1.6-氨基己酸

6-氨基己酸为纤维蛋白溶解抑制剂,可阻止动脉瘤破裂处凝血块的溶解,又可预防再破裂和缓解脑血管痉挛。每次 8~12 g 加入 10%葡萄糖盐水 500 mL 中静脉滴注,每天 2 次。

2.氨甲苯酸

氨甲苯酸又称抗血纤溶芳酸,能抑制纤溶酶原的激活因子,每次 200~400 mg,溶于葡萄糖注射液或 0.9%氯化钠注射液 20 mL 中缓慢静脉注射,每天 2 次。

3.氨甲环酸

氨甲环酸为氨甲苯酸的衍化物,抗血纤维蛋白溶酶的效价强于前两种药物,每次 250~500 mg 加入 5%葡萄糖注射液 250~500 mL 中静脉滴注,每天 1~2 次。

但近年的一些研究显示抗纤溶药虽有一定的防止再出血作用,但同时增加了缺血事件的发生,因此不推荐常规使用此类药物,除非凝血障碍所致出血时可考虑应用。

(三)降颅压治疗

ASH 可引起颅内压升高、脑水肿,严重者可出现脑疝,应积极进行脱水降颅压治疗,主要选用 20% 甘露醇静脉滴注,每次 125~250 mL,2~4 次/天;呋塞米入小壶,每次 20~80 mg,2~4 次/天;清蛋白 10~20 g/d,静脉滴注。药物治疗效果不佳或疑有早期脑疝时,可考虑脑室引流或颞肌下减压术。

(四)防治脑血管痉挛及迟发性缺血性神经功能缺损

目前认为脑血管痉挛引起迟发性缺血性神经功能缺损(delayed ischemic neurologic deficit,DIND)是动脉瘤性 SAH 最常见的死亡和致残原因。钙通道阻滞剂可选择性作用于脑血管平滑肌,减轻脑血管痉挛和 DIND。常用尼莫地平,每天 10 mg(50 mL),以每小时 2.5~5.0 mL 速度泵入或缓慢静脉滴注,5~14 天为 1 个疗程。国外报道高血压-高血容量-血液稀释(hypertension-hypervolemia-hemodilution,3H)疗法可使大约 70% 的患者临床症状得到改善。有数个报道认为与以往相比,"3H"疗法能够明显改善患者预后。增加循环血容量,提高平均动脉压(MAP),降低血细胞比容(HCT)至 30%~50%,被认为能够使脑灌注达到最优化。3H 疗法必须排除已存在脑梗死、高颅压,并已夹闭动脉瘤后才能应用。

(五)防治急性脑积水

急性脑积水常发生于病后 1 周内,发生率为 9%~27%。急性阻塞性脑积水患者脑 CT 显示脑室急速进行性扩大,意识障碍加重,有效的疗法是行脑室穿刺引流和冲洗。但应注意防止脑脊液引流过度,维持颅内压在 2.0~4.0 kPa(15~30 mmHg),因过度引流会突然发生再出血。长期脑室引流要注意继发感染(脑炎、脑膜炎),感染率为 5%~10%。同时常规应用抗生素防治感染。

(六)低钠血症的治疗

SIADH 的治疗原则主要是纠正低血钠和防止体液容量过多。可限制液体摄入量,1 天<500 mL,使体内水分处于负平衡以减少体液过多与尿钠丢失。注意应用利尿剂和高渗盐水,纠正低血钠与低渗血症。当血浆渗透压恢复,可给予 5% 葡萄糖注射液维持,也可用抑制 ADH 药物,地美环素 1~2 g/d,口服。

CSWS 的治疗主要是维持正常水盐平衡,给予补液治疗。可静脉或口服等渗或高渗盐液,根据低钠血症的严重程度和患者耐受程度单独或联合应用。高渗盐液补液速度以每小时 0.7 mmol/L,24 小时<20 mmol/L 为宜。如果纠正低

钠血症速度过快可导致脑桥脱髓鞘病,应予特别注意。

(七)外科治疗

经造影证实有动脉瘤或动静脉畸形者,应争取手术或介入治疗,根除病因防止再出血。

1.显微外科

夹闭颅内破裂的动脉瘤是消除病变并防止再出血的最好方法,而且动脉瘤被夹闭,继发性血管痉挛就能得到积极有效的治疗。一般认为 Hunt-Hess 分级Ⅰ~Ⅱ级的患者应在发病后 48~72 小时早期手术。应用现代技术,早期手术已经不再难以克服。一些神经血管中心富有经验的医师已经建议给低评分的患者早期手术,只要患者的血流动力学稳定,颅内压得以控制即可。对于神经状况分级很差和/或伴有其他内科情况,手术应该延期。对于病情不太稳定、不能承受早期手术的患者,可选择血管内治疗。

2.血管内治疗

选择适合的患者行血管内放置 Guglielmi 可脱式弹簧圈(Guglielmi detachable coils,GDCs),已经被证实是一种安全的治疗手段。近年来,一般认为治疗指征为手术风险大或手术治疗困难的动脉瘤。

七、预后与预防

(一)预后

临床常采用 Hunt 和 Kosnik(1974)修改的 Botterell 的分级方案,对预后判断有帮助。Ⅰ~Ⅱ级患者预后佳,Ⅳ~Ⅴ级患者预后差,Ⅲ级患者介于两者之间。

首次 ASH 的病死率为 10%~25%。病死率随着再出血递增。再出血和脑血管痉挛是导致死亡和致残的主要原因。ASH 的预后与病因、年龄、动脉瘤的部位、瘤体大小、出血量、有无并发症、手术时机选择及处置是否及时、得当有关。

(二)预防

ASH 病情常较危重,病死率较高,尽管不能从根本上达到预防目的,但对已知的病因应及早积极对因治疗,如控制血压、戒烟、限酒,以及尽量避免剧烈运动、情绪激动、过劳、用力排便、剧烈咳嗽等;对于长期便秘的个体应采取辨证论治思路长期用药(如麻仁润肠丸、芪蓉润肠口服液、香砂枳术丸、越鞠保和丸等);情志因素常为本病的诱发因素,对于已经存在脑动脉瘤、动脉血管夹层或烟雾病的患者,保持情绪稳定至关重要。

不少尸检材料证实,患者生前曾患动脉瘤但未曾破裂出血,说明存在危险因素并不一定完全会出血,预防动脉瘤破裂有着非常重要的意义。应当强调的是,ASH 常在首次出血后 2 周再次发生出血且常常危及生命,故对已出血患者积极采取有效措施进行整体调节并及时给予恰当的对症治疗,对预防再次出血至关重要。

第四章

脊髓疾病

第一节 脊柱和脊髓结核

侵及脊髓、脊神经根结核病变包括脊柱结核、椎管内结核及结核性脊髓膜炎等,多继发于远隔脏器结核分枝杆菌(简称结核杆菌)感染,特别是肺结核或淋巴结核经血行或淋巴系统入侵。

一、脊柱结核

脊柱结核是结核杆菌引起椎骨损害,可因骨质塌陷、结核性脓肿在椎管聚集、肉芽肿形成等导致脊髓损害,约占全身骨关节结核的1/3。

(一)病因及发病机制

本病通常继发于身体其他部位结核,多由于肺结核血行播散感染,也可由消化道淋巴结核直接蔓延至脊柱。若结核杆菌由椎体中央动脉侵入椎体,椎间盘不受影响,称中央型;病变侵入椎体上下缘、由椎体扩展至椎间盘,再扩延至邻近椎体,称边缘型。

结核性脓液沿前纵韧带向上、下蔓延,至周围软组织形成寒性脓肿。由于椎管周围结核病灶或寒性脓肿压迫脊髓,以及椎骨干酪性骨炎引起骨质疏松、破坏,使椎体受压形成楔形塌陷,导致脊柱后凸畸形,坏死椎体、肉芽组织及椎间盘等均可压迫脊髓产生临床症状。除直接压迫,结核病变也可累及血管或直接侵及脊髓导致脊髓缺血及坏死,引起脊髓横贯性受损表现。

(二)病理

脊柱结核以胸椎结核为多,颈椎结核次之,可经不同途径使脊髓及脊神经根受损:①椎体干酪性坏死及骨质疏松、破坏,因压力产生楔形塌陷、后凸畸形或死骨直接压迫脊髓及神经根。②椎管内结核病灶或硬膜外寒性脓肿压迫脊髓及神经根。③结核杆菌直接感染脊髓及脊神经根,使之受累。④结核病灶侵及脊髓供血动脉,可引起脊髓周围冠状动脉血栓形成,导致脊髓缺血,也可影响静脉回流,导致脊髓充血、水肿及退变。⑤硬脊膜、蛛网膜及脊膜结核性炎症病变可引起局部粘连、渗出,并损及脊髓和脊神经根。

(三)临床表现

1.脊柱结核

青少年多见,多有结核接触史或结核感染史如肺结核、淋巴结核等。早期表现低热、消瘦、盗汗、全身乏力、食欲缺乏及精神萎靡等结核中毒症状,血沉可增快。

2.脊髓受损症状

(1)急性脊髓受压症状:常由于急性椎体塌陷,突然出现背部剧烈疼痛,多为根性痛;如病变广泛使数个破坏椎体发生融合出现截瘫,以及肌张力减低、腱反射消失和尿潴留;病灶局部棘突常明显突出或向后成角畸形,有明显局部压痛及叩痛,腰穿显示椎管梗阻。

(2)慢性脊髓受压症状:常因硬脊膜外结核性肉芽组织压迫引起,早期出现神经根刺激症状如根痛、腰背部剧痛等,沿神经根走行放散,可为单侧或双侧,表现肋间神经痛、束带感,颈项、上肢及后头痛,下肢放射性疼痛等,继之出现病变水平以下各种感觉缺失,可经脊髓半切征阶段转为截瘫或四肢瘫,腱反射消失或活跃,可出现病理反射,伴局部肌萎缩,以及病变胸椎、腰椎或颈椎棘突突出,局部压痛或叩痛,晚期可发生括约肌障碍。

(四)辅助检查

血沉增快,结核菌素试验阳性。腰穿完全或不完全椎管梗阻,脑脊液蛋白明显增高。脊柱X线片早期可见椎体上缘或下缘密度减低,相邻椎体关节面骨质轻度破坏,典型表现椎体骨质破坏、椎间隙缩窄,侧位片椎体楔形塌陷、脊柱后凸和椎体移位,胸椎旁常见梭形或三角形寒性脓肿阴影,颈椎寒性脓肿使咽后壁及气管后软组织阴影增宽,气管向前推移;腰椎结核脓肿使腰大肌阴影凸出、宽大。脊髓碘水造影可见椎管梗阻现象,CT检查可更清楚显示脊椎结核病变和寒性脓肿。MRI检查可见椎体、椎体上下缘及间盘等 T_1WI 低信号、T_2WI 高信号骨质破坏现象,椎间盘狭窄,寒性脓肿 T_1WI 信号与肌肉相似,T_2WI 为高信号。结核病灶多累及两个以上椎体。

(五)诊断及鉴别诊断

1.诊断

根据青少年结核病患者或有结核病接触史者,亚急性病程,出现低热、盗汗、乏力、消瘦及食欲缺乏等全身结核中毒症状,脊髓压迫综合征,脊柱疼痛、压痛及叩痛,伴神经根性刺激征,X 线、CT 或 MRI 检查显示椎体及椎间盘破坏和寒性脓肿等。

2.鉴别诊断

(1)脊髓肿瘤或椎管内肿瘤:多中年以后发病,X 线片缺乏椎体或椎间盘破坏现象,无寒性脓肿等。

(2)急性脊髓炎:发病急,无结核病史,迅速出现脊髓横贯性损害,腰穿无椎管梗阻,脑脊液细胞数可增高,X 线椎体无破坏,脊柱无压痛及叩痛等。

(3)脊髓蛛网膜炎:发病缓慢,病程较长,症状可有波动,病变范围较广泛,脑脊液检查及动力学检查、碘剂造影和 MRI 检查均有助鉴别,少数脊椎结核可伴脊髓蛛网膜炎。

(六)治疗

(1)药物治疗:可联合应用抗结核药,如异烟肼、对氨基水杨酸钠、利福平、链霉素及乙胺丁醇等。

(2)某些病例除长期抗结核治疗,尚需及时手术,清除突起的椎体后缘、椎间盘及死骨、结核性肉芽肿、脓肿及干酪样物质等,并行相应椎板切除减压。手术适应证是有明确脊髓压迫症,伴寒性脓肿、有明确死骨存在、有感染性窦道。

(3)支持对症治疗:如截瘫患者须注意防治压疮、尿路感染等合并症。

二、椎管内结核瘤

椎管内结核瘤包括脊髓髓内结核瘤、硬膜内结核瘤及硬膜外结核性肉芽肿等,不包括脊柱结核及结核性冷脓肿压迫脊髓所致脊髓压迫症。椎管内结核瘤病源来自身体远隔部位结核病灶血行播散,或结核性脑膜炎经脑脊液直接扩散,病变压迫脊髓和脊神经根引起脊髓压迫综合征。椎管内结核瘤约为脑结核瘤 1/20。

(一)病理

椎管内结核瘤可位于任何脊髓节段,病变占位效应导致椎管完全性或不完全性梗阻。髓内结核瘤相对多见,质地较硬,病灶边界清楚,大小不一。髓外硬膜内结核瘤呈不规则肿块,与脊髓、蛛网膜、硬脊膜广泛粘连。硬膜外结核性肉芽肿常呈环形包绕于硬脊膜,与硬脊膜紧密粘连,使硬脊膜增厚压迫脊髓。组织学可见病灶中心干酪样坏死,周围肉芽组织增生,可见朗汉斯巨细胞和类上皮细胞。

(二)临床表现

(1)患者多为青少年,有肺结核或结核性脑膜炎病史,可有盗汗、低热、食欲缺乏及乏力等结核中毒症状。表现脊神经根和脊髓受损症状体征,如根性疼痛或束带感,病灶水平以下感觉障碍、锥体束征及尿便障碍等,截瘫不完全,病程较短患者通常疗效及预后比后较好。

(2)血沉增快,腰穿呈完全性或不完全性椎管梗阻,出现蛋白-细胞分离现象,蛋白明显增高,细胞数正常或轻度增高。X线脊柱平片多无异常,脊髓碘水造影有椎管梗阻征象。CT或MRI检查可明确椎管内病灶部位、形状及大小等。

(三)诊断及鉴别诊断

1.诊断

根据临床表现、脑脊液检查、脊髓碘水造影及CT、MRI等影像学检查可明确椎管内占位病变,结合全身结核中毒症状、身体其他部位结核灶或结核性脑膜炎病史,血沉增快等可考虑本病可能,术前难于诊断,常在手术探查后才明确诊断。

2.鉴别诊断

临床上须注意与脊柱结核及结核性冷脓肿所致脊髓压迫症鉴别。

(四)治疗

(1)考虑椎管内结核瘤可能或证实结核病变应进行系统正规抗结核药物治疗。对症治疗应注意防治压疮、尿路感染等并发症。

(2)应尽早手术,清除结核病灶,并通过组织活检证实诊断,开始正规抗结核治疗。硬脊膜外结核多使脊髓受压,病变未直接侵及脊髓,清除病灶、椎管减压后效果较好。硬膜内及髓内肿瘤由于脊髓粘连不易分离,疗效较差。

三、结核性脊膜脊髓炎

结核性脊膜脊髓炎是结核性脑膜炎的致病结核菌及其炎性渗出物经脑脊液扩散波及脊膜和脊髓,炎性渗出物充满蛛网膜下腔,引起脊髓、脊神经根受损及脊髓血管炎症反应,导致脊膜和脊髓结核性炎症。

(一)临床表现

（1）患者除表现结核性脑膜炎症状体征,可见多发性脊神经根刺激征、皮肤过敏及神经根牵扯试验如 Lasegue 征,腱反射减弱或消失,尿潴留或尿急、尿失禁,严重者出现脊髓长束受损症状和体征。

（2）腰穿一般通畅,脑脊液蛋白增高,细胞数增高,淋巴细胞为主,糖及氯化物降低等。MRI 检查可除外椎管内占位性病变。

(二)诊断及鉴别诊断

1.诊断

根据结核病或结核性脑膜炎病史,出现多发神经根刺激征及 Lasegue 征,肢体瘫、腱反射减弱或消失、尿便障碍,典型脑脊液改变等。

2.鉴别诊断

须注意与结核性脑膜炎鉴别,后者主要表现头痛、呕吐及颈强等。

(三)治疗

本病应正规抗结核治疗,选择异烟肼、链霉素、对氨基水杨酸钠、利福平及乙胺丁醇等联合用药。急性期可用地塞米松 10～20 mg/d,静脉滴注,或泼尼松口服。

第二节　急性脊髓炎

急性脊髓炎通常指急性非特异性脊髓炎,是局限于数个脊髓节段的急性非特异性炎症,为横贯性脊髓损害。病因多为病毒性感染或疫苗接种后的自身免疫反应。病理上以病变区域神经元坏死、变性、缺失和血管周围神经髓鞘脱失,炎性细胞浸润,胶质细胞增生等为主要变化。而由外伤、压迫、血管、放射、代谢、营养、遗传等非生物源性引起的脊髓损害称为脊髓病。

一、病因与发病机制

病因未明,可能大部分病例是病毒感染或疫苗接种后引起的自身免疫反应。1957 年在亚洲流感流行后,世界各地的急性脊髓炎的发病率均有增高,故有人推测本病与流感病毒感染有关。但研究发现,患者脑脊液中抗体正常,神经组织中亦未能分离出病毒。不少研究资料提示,许多患者病前有上呼吸道不适、发热和腹泻等病毒感染史或疫苗接种史。故也有可能是病毒感染后或疫苗接种后所诱发的一种自身免疫性疾病。

二、病理

脊髓炎症可累及脊髓全长的任何节段,但以胸段为主(74.5%),其次为颈段(12.7%)和腰段(11.7%),以胸3～5节段最常受累。受累脊髓肿胀、质地变软,软脊膜充血或有炎性渗出物,脊髓断面可见病变脊髓软化,边缘不光整,变为灰色或红黄色,灰、白质间分界不清。显微镜下可见软膜和脊髓血管扩张、充血,血管周围是以淋巴细胞和浆细胞为主的炎症细胞浸润;灰质内神经细胞肿胀,尼氏小体溶解,甚至细胞溶解、消失;白质内髓鞘脱失,轴突变性,大量吞噬细胞和神经胶质细胞增生。若脊髓严重破坏时,可软化形成空腔。轻症或者早期患者,病变仅累及血管周围,出现血管周围的炎性细胞渗出和髓鞘脱失,小胶质细胞增生并吞噬类脂质而成为格子细胞,散在于病灶之中。病情严重和晚期者,常可见溶解区的星形胶质细胞增生,并随病程延长逐渐形成纤维瘢痕,脊髓萎缩。

三、临床表现

(1)任何年龄均可发病,但好发于青壮年,无性别差异。

(2)各种职业均可发病,以农民居多。

(3)全年可散在发病,以冬春及秋冬相交时较多。

(4)病前1～2周常有上呼吸道感染症状,或有疫苗接种史。以劳累、受凉、外伤等为诱因。

(5)本病起病较急,半数以上的患者在2～3天内症状发展到高峰。

(6)首发症状为双下肢麻木、无力,病变相应部位的背痛,病变节段的束带感,以及病变以下的肢体瘫痪,感觉缺失和尿便障碍。

(7)病变可累及脊髓的几个节段,最常侵犯胸段,尤其是胸3～5节段,颈髓、腰髓次之。也有部分病例受累的脊髓节段呈上升性过程,可累及颈段或延髓,出现呼吸困难,为病变的严重状态。

(8)病变平面以下无汗,出现皮肤水肿、干燥和指甲松脆等自主神经症状。

(9)急性脊髓炎急性期表现为脊髓休克。休克期一般为2～4周。表现为瘫痪肢体肌张力降低,腱反射消失,病理反射引不出,尿潴留(无张力性神经性膀胱)。休克期后肌张力增高,腱反射亢进,肌力开始恢复,病理反射出现,感觉平面逐渐下降,膀胱充盈300～400 mL即自动排尿(反射性神经性膀胱)。

四、辅助检查

（1）急性期外周血中白细胞总数正常或轻度升高。

（2）脑脊液动力学检查提示椎管通畅，少数病例因脊髓严重水肿，蛛网膜下腔部分梗阻。脑脊液外观无色、透明，白细胞数正常或有不同程度的增高，以淋巴细胞为主。蛋白质正常或轻度增高，脊髓严重水肿出现明显椎管梗阻时蛋白质含量可明显增高（高达 2 g/L 以上）。糖与氯化物含量正常。

（3）影像学检查，如脊柱 X 线检查及脊髓 CT 或 MRI 检查通常无特异性改变。若脊髓严重肿胀，MRI 可见病变部位脊髓增粗等改变。

（4）视觉诱发电位、脑干诱发电位检查有助于排除脑干和视神经早期损害的证据。MRI 能早期区别脊髓病变性质范围、数量，是确诊急性脊髓炎最可靠的措施，亦是早期诊断多发性硬化的可靠手段。

五、诊断和鉴别诊断

根据起病急、病前有感染史或疫苗接种史及有截瘫、传导束型感觉障碍和大小便功能障碍等症状，结合脑脊液检查，一般不难诊断。但需要与下列疾病鉴别。

（一）视神经脊髓炎

为多发性硬化的一种特殊类型。除有脊髓炎的表现外，还有视力下降等视神经炎的表现或视觉诱发电位的异常。视神经症状可在脊髓炎的表现之前或之后出现。有些多发性硬化的首发症状为横贯性脊髓损害，但病情通常有缓解及复发，并可相继出现其他多灶性体征，如复视、眼球震颤和共济失调等可鉴别。

（二）感染性多发性神经根炎

病前常有呼吸道感染，全身症状轻，起病急，逐渐进展，数天至数周疾病达到高峰，无背痛，无脊柱压痛，表现为对称性的下肢或四肢软瘫，反射消失，近端重于远端，感觉障碍为末梢样感觉障碍，呈手套、袜套样，无感觉平面，无膀胱直肠功能障碍，脑脊液蛋白-细胞分离，脊髓造影正常。

（三）脊髓出血

多由外伤或脊髓血管畸形引起。起病急骤并伴有剧烈背痛，出现肢体瘫痪和括约肌障碍，可呈血性脑脊液。MRI 有助于诊断，脊髓血管造影可发现血管畸形。

（四）梅毒性脊髓炎

通常伴视神经萎缩和阿-罗瞳孔。疼痛是本病患者常见的主诉。血清和脑脊液梅毒检查可确定诊断。

（五）周期性瘫痪

有多次发作史，且多在饱食后发病，表现为对称弛缓性瘫痪，无感觉和括约肌障碍，短时间内（数小时至数天）可自行缓解，部分病例发病时血钾降低，心电图有低钾改变，补钾后症状缓解。

（六）急性脊髓压迫症

脊柱结核、脊柱转移性癌等，可由于病变椎体被破坏后突然塌陷而出现急性症状。其表现为有原发病史，局部脊椎压迫或有变形，椎管阻塞，脑脊液蛋白明显增高，CT 或 MRI 或脊柱 X 线检查均有助于鉴别。

（七）急性硬脊膜外脓肿

有身体其他部位化脓性感染史，如细菌性心内膜炎、皮肤疖肿、扁桃体化脓等；有根痛、发热等感染征象；有局限性脊柱压痛、椎管阻塞、脑脊液蛋白质增多等表现。影像学检查如 MRI 有助于诊断。

六、治疗

（一）护理

极为重要。

1.皮肤护理

应注意防治压疮。应勤翻身，在骶部、足跟及骨隆起处加垫气圈，以保持皮肤清洁、干燥。有大、小便失禁者应勤换尿布，保持会阴部清洁。皮肤有红肿、硬块时，应及时用 70％的乙醇棉球轻擦，再涂滑石粉或 3.5％安息酸酊。已发生溃疡者，若创面表浅，应控制感染，预防扩大；有脓液和坏死组织者，应手术清除坏死组织；如果创面炎症已经消退，局部可用紫外线照射，并外敷紫草油纱条，促进肉芽组织生长。

2.尿潴留的处理

发生尿潴留者可先用针灸治疗，选取气海、关元和三阴交等穴位治疗，无效时可给予导尿。导尿后应留置导尿管并用封闭式集尿袋，鼓励患者多饮水，每 3～4 小时放 1 次尿，以保持膀胱有一定的容量，防止挛缩，并用 0.02％呋喃西林溶液 250～500 mL 冲洗膀胱，停留半小时后放出，每天 1～2 次。如有尿路感染，应及时检查病原菌,根据病原菌的种类,选用敏感的抗生素,进行静脉滴注治疗。

3.瘫痪护理

瘫痪肢体应保持在功能位,早期进行被动运动,四肢轮流进行,每次 5～10 分钟。可防止肌肉挛缩和促进瘫痪肢体恢复,经常翻身、拍背预防坠积性肺炎。瘫痪下肢需要用简易支架,瘫痪侧足应穿新布鞋,维持足背功能位。所盖的棉被不宜太重,以免发生足下垂。当肌力开始恢复时,应尽早鼓励患者做主动运动,锻炼肌肉,以利于恢复。

4.直肠功能障碍的护理

对排便困难者,应及时清洁灌肠或适当选用缓泻剂,促进粪便排出,防止肠麻痹。对于大便失禁者应及时识别其排便信号,如脸红、出汗、用力及烦躁等,以便及时清理,防止污染皮肤。

5.饮食护理

长期卧床不起的瘫痪患者应多食酸性食物,多吃蔬菜,防止长骨脱钙。不能吞咽者应给予鼻饲。

(二)药物治疗

1.激素治疗

急性期应用激素治疗对减轻水肿有帮助,可短程使用糖皮质激素,如甲泼尼龙 0.5～1.0 g、氢化可的松 100～300 mg 或地塞米松 10～20 mg 静脉滴注,每天 1 次,10～20 天为 1 个疗程,如病情稳定,在逐渐减量的同时给予促肾上腺皮质激素(ACTH)12.5～25 U/d 静脉滴注,连用 3～5 天,或者可改为泼尼松 40～60 mg/d,顿服,每周减量 1 次,5～6 周内逐渐停用。同时,应注意给予适当的抗生素预防感染,补充足够的钾盐和钙剂,加强支持疗法以保证足够的水和热能的供应,预防各种并发症。

2.20%甘露醇

有报道可使病变早期脊髓水肿减轻,并可清除自由基,减轻脊髓损害,对脊髓炎治疗有效。20%甘露醇每次 1～2 g/kg,每天 2 或 3 次,连用 4～6 天。

3.细胞活化剂和维生素的应用

辅酶 A、三磷酸腺苷、肌苷、胰岛素、氯化钾等加入葡萄糖溶液内组成能量合剂,静脉滴注,每天 1 次,10～20 天为 1 个疗程;大剂量 B 族维生素如维生素 B_1、维生素 B_6、维生素 B_{12} 及维生素 C 等,能加速周围神经的增生,促进神经功能的恢复,多被常规应用。胞磷胆碱、醋谷胺也有类似作用,也可用来促进脊髓功能的恢复。

4.抗生素的应用

应根据感染部位和可能的感染菌选择足量有效的抗生素,尽快控制感染,以免加重病情。

5.中药

大青叶、板蓝根等药物可活血通络,清热解毒,促进肢体恢复。

6.其他药物

干扰素、转移因子、聚肌胞可调节机体免疫力,伴有神经痛者可给予卡马西平等对症治疗。

(三)并发症的处理

(1)高颈位脊髓炎有呼吸困难者应尽早行气管切开或人工辅助呼吸。

(2)注意及时治疗泌尿系或呼吸道感染,以免加重病情。

(四)血液疗法

1.全血输入疗法

目前很少应用,适合于合并贫血的患者。

2.血浆输入疗法

将健康人血浆 $200\sim300$ mL 静脉输入,每周 2 或 3 次,可提高患者免疫力,改善脊髓血液供应,改善营养状态及减轻肌肉萎缩。

3.血浆交换疗法

使用血浆分离机,将患者的血浆分离出来弃除,再选择健康人的血浆、清蛋白、代血浆及生理盐水等替换液予以补充,可减轻免疫反应,促进神经肌肉功能的恢复。每天 1 次,7 天为 1 个疗程。可用于应用激素治疗无效的患者,亦可用于危重患者的抢救。

4.紫外线照射充氧自体血回输疗法(光量子疗法)

将患者自体血经紫外线照射后回输,可提高血氧含量,利于脊髓功能的恢复,增强机体的免疫功能。但是否有效尚有争议。

(五)高压氧治疗

高压氧可提高血氧张力,增加血氧含量,改善和纠正病变脊髓缺氧性损害,促进有氧代谢和侧支循环的建立,有利于病变组织的再生和康复。每天 1 次,$20\sim30$ 天为 1 个疗程。

(六)康复治疗

早期宜进行被动活动、按摩等康复治疗。部分肌力恢复时,应鼓励患者主动活动,加强肢体锻炼,促进肌力恢复。瘫痪肢体应尽早保持功能位置,如仰卧、下肢伸直、略外展,以防止肢体屈曲挛缩,纠正足下垂。针灸、理疗等治疗将有助于康复。

七、预后

本病的预后与下列因素有关。

(1)病前有否先驱症状:凡有发热等上呼吸道感染等先驱症状的患者,预后较好。

(2)脊髓受损程度:部分性或单一横贯损害的患者,预后较好;上升性和弥漫性脊髓受累者预后较差。

(3)并发压疮、尿路感染或肺部感染者预后较差。这3种并发症不仅影响预后,而且还常常是脊髓炎致命的主要原因。

(4)若无严重并发症,患者通常在3～6个月内恢复生活自理。其中1/3的患者基本恢复,只遗留轻微的感觉运动障碍;另有1/3的患者能行走,但步态异常,有尿频、便秘,有明显感觉障碍;还有1/3的患者将持续瘫痪,伴有尿失禁。

第三节　脊髓蛛网膜炎

脊髓蛛网膜炎是蛛网膜的一种慢性炎症过程,在某些因素的作用下蛛网膜增厚,与脊髓、脊神经根粘连(或形成囊肿)阻塞椎管,或通过影响脊髓血液循环而导致脊髓功能障碍。发病率较高,与椎管内肿瘤发病率相接近。发病年龄在30～60岁多见,男性多于女性,受累部位以胸段多见,颈段及腰骶段少见。

一、病因和发病机制

继发于某些致病因素的反应性非化脓性炎症。

(一)感染性

有原发于脊柱附近或椎管内的疾病如脊柱结核、硬膜外脓肿和脑脊髓膜炎等,也有继发于全身疾病如流感、伤寒、结核和产褥感染等。有报道,结核性脑膜炎引起者最多见。

(二)外伤性

如脊柱外伤、脊髓损伤、反复腰椎穿刺。

（三）化学性

如神经鞘内注入药物（抗癌药、链霉素等）、脊髓造影使用的碘油、麻醉药及其他化学药剂。

（四）脊柱或者脊髓本身的病变

如椎管内肿瘤、蛛网膜下腔出血、椎间盘突出及脊椎病等均可合并脊髓蛛网膜炎。

（五）其他

如脊髓空洞症、脊柱脊髓的先天性畸形。

二、病理

蛛网膜位于硬脊膜与软脊膜之间，本身无血管供应，故缺乏炎症反应能力。但在病原刺激下，血管丰富的硬脊膜和软脊膜发生活跃的炎症反应，进入慢性期后，引起蛛网膜的纤维增厚，并使蛛网膜与硬脊膜和软脊膜发生粘连。

虽可发生于脊髓任何节段，但以胸腰段多见，病变部位的蛛网膜呈乳白色、浑浊，并有不规则不对称增厚，以后成为坚韧的瘢痕组织，可与脊髓、软膜、神经根和血管发生粘连伴有血管增生。根据病变发展情况分为 3 种类型：局限型（仅局限于 1～2 个节段），弥漫型（有多个节段呈散在分布），囊肿型（粘连及增厚的蛛网膜形成囊肿）。

三、临床表现

（1）发病前约 45.6％有感染及外伤史。

（2）多为慢性起病且逐渐缓慢进展，但也有少数是迅速或亚急性起病。

（3）病程由数月至数年不等，最长者 10 年，症状常有缓解，故病情可有波动。

（4）由于蛛网膜的增厚和粘连及形成囊肿对脊髓、神经根和血管的压迫也为不对称和不规则，及不同病变部位的临床表现呈多样性，可有单发或多发的神经根痛，感觉障碍多呈神经根型、节段型或斑块状不规则分布，两侧不对称。运动障碍为不对称的截瘫、单瘫或四肢瘫，一般以局限型症状较轻，弥漫型症状则较重，囊肿型类似于脊髓占位的压迫症表现。括约肌功能障碍出现较晚，症状不明显。

四、实验室检查

（一）腰椎穿刺

脑脊液压力正常或者低于正常。弥漫型和囊肿型可引起椎管阻塞，奎肯试验可表现为完全阻塞、不完全阻塞、通畅或时而阻塞时而通畅。脑脊液淡黄色或无色透明;脑脊液蛋白含量增高,甚至脑脊液流出后可自动凝固,称弗洛因综合征,蛋白增高的程度与椎管内阻塞的程度不一致,与病变节段无明显关系;细胞数接近正常或增高(以淋巴细胞为主);往往呈现蛋白细胞分离现象。

(二)X线检查

脊柱平片多无异常,或同时存在增生性脊椎炎及腰椎横突退化等改变。

(三)椎管造影

见椎管腔呈不规则狭窄,碘水呈点滴和斑块状分布,囊肿型则显示杯口状缺损。碘油造影因其不能被吸收而本身就是造成脊髓蛛网膜炎的病因之一,故不宜使用。

(四)MRI

能明确囊肿性质、部位、大小,并能了解病灶对周围重要组织的损害情况。

五、诊断

引起脊髓蛛网膜炎的病因较多,临床上对能够明确病因的不再做出脊髓蛛网膜炎的诊断,仅对难以明确病因,符合神经症状和病理表现的才做出该诊断。但该类病变临床诊断比较困难,误诊率也较高。脊髓蛛网膜炎的主要有以下特点。

(1)发病前有感冒、受凉、轻伤或劳累病史,在上述情况下出现症状或者症状加重。

(2)脊髓后根激惹症状。单侧或双侧上肢根痛明显,手或前臂可有轻度肌肉萎缩及病理反射。

(3)病程中症状有缓解和加重,呈波动性表现。该特点有助于和椎管内肿瘤鉴别。

(4)脊髓症状多样:病变侵犯范围广而不规则,病变水平的确定往往比较困难,且病变平面以下感觉障碍的分布不规律,如果病变不完全局限于椎管内,可出现脑神经损害的表现,有时可有助于诊断脊髓蛛网膜炎。

(5)脑脊液检查:蛋白含量增高,脑脊液呈现蛋白细胞分离现象,以及奎肯试验中椎管通畅性的变化支持脊髓蛛网膜炎的诊断。

(6)脊髓碘水造影:往往有椎管腔呈不规则狭窄,碘水呈点滴和斑状分布,囊肿型则显示杯口状缺损的特征性改变。

六、治疗

(一)非手术治疗

确定诊断后,首先考虑非手术治疗,但目前的治疗方法效果仍不十分理想。对早期、轻症病例,经过治疗可以使症状消失或减轻。保守治疗可选用:肾上腺皮质激素(静脉滴注或口服)、血管扩张药、B族维生素等,积极治疗原发病(抗感染或抗结核治疗等)及对于神经功能损害给予康复治疗。

(1)激素:虽然认为椎管内注射糖皮质激素能治疗蛛网膜炎,但由于其本身也是引起蛛网膜炎的原因之一,临床上多采用口服或静脉滴注的方法给予。氢化可的松每天 100～200 mg 或地塞米松 10～20 mg,2～4 周后逐渐减量、停药。必要时重复使用。

(2)抗生素:有急性感染症状如发热使症状加重时可考虑使用。

(3)40%乌洛托品液静脉注射,5 mL,每天 1 次,10～20 天为 1 个疗程。10%碘化钾溶液口服或 10%碘化钾溶液静脉注射,10 mL,每天 1 次,8～10 天为 1 个疗程。

(4)维生素:如维生素 B_1、维生素 B_{12}、烟酸等。

(5)玻璃酸酶(透明质酸酶):玻璃酸酶的作用可能是由于它能溶解组织的渗出物及粘连,因而有利于改善了脑脊液的吸收和循环;有利于抗结核药物的渗出液;解除了对血管的牵拉使其更有效的输送营养。每次用玻璃酸酶 500 U,稀释于 1 mL 注射用水中,鞘内注射,每周 1 次。对结核性脑膜炎患者当脑脊液蛋白＞3 g/L,疑有椎管梗阻者则用氢化可的松 25～50 mg 或地塞米松 0.5～1 mg,玻璃酸酶 750～1 500 U,鞘内注射,每 2 周 1 次,10 次为 1 个疗程。

(6)理疗:如碘离子导入疗法。

(7)放射疗法:此法对新生物的纤维组织有效应,对陈旧的纤维组织作用较小。一般使用小剂量放射线照射,不容许使用大到足以引起正常组织任何损害的剂量,并须注意照射面积的大小及其蓄积量。

(8)蛛网膜下腔注气:有人认为此法有一定疗效。每次注气 10～20 mL,最多 50 mL,每隔 5～14 天注气 1 次,8 次为 1 个疗程。

(9)针刺、按摩、功能锻炼。

(二)手术治疗

多数学者指出,手术治疗仅限于局限性粘连及有囊肿形成的病例。有急性感染征象或脑脊液细胞明显增多时,则不宜手术。手术中切除椎板后,应首先观察硬脊膜搏动是否正常,有无肥厚。切开硬脊膜时应注意保持蛛网膜的完整,根据观察所得病变情况,进行手术操作。术后强调采用综合治疗,加强护理,防止并发症的发生,并积极促进神经功能的恢复。诊断为囊肿型者可行囊肿摘除术,弥漫性或脑脊液细胞增多明显者不宜行手术治疗,因可加重蛛网膜的粘连。

第四节 脊髓空洞症

脊髓空洞症是一种慢性进行性的脊髓变性疾病,是由于不同原因导致在脊髓中央管附近或后角底部有胶质增生或空洞形成的疾病。空洞常见于颈段,某些病例,空洞向上扩展到延髓和脑桥(称之为延髓空洞症),或向下延伸至胸髓甚至腰髓。由于空洞侵及周围的神经组织而引起受损节段的分离性感觉障碍、下运动神经元瘫痪,以及长传导束功能障碍与营养障碍。

一、病因和发病机制

脊髓空洞症与延髓空洞症的病因和发病机制目前尚未完全明确,概括起来有以下 4 种学说。

(一)脑脊液动力学异常

早在 1965 年,由 Gardner 等人认为由于第四脑室出口区先天异常,使正常脑脊液循环受阻,从而使得由脉络膜丛的收缩搏动产生的脑脊液压力搏动波通过第四脑室向下不断冲击,导致脊髓中央管逐渐扩大,最终形成空洞。支持这一学说的证据是脊髓空洞症常伴发颅颈交界畸形。其他影响正常脑脊液循环的病损如第四脑室顶部四周软脑膜的粘连也可伴发脊髓空洞症。通过手术解决颅颈交界处先天性病变后,脊髓空洞症所引起的某些症状可以获得改善。但是这种理论不能解释某些无第四脑室出口处阻塞或无颅颈交界畸形的脊髓空洞症,也不能解释空洞与中央管之间并无相互连接的病例。也有人认为传送到脊髓的搏动压力波太小,难以形成空洞。因此,他们认为空洞的形成是由于压力的影响,脑脊液从蛛网膜下腔沿着血管周围间隙(Virchow-Robin 间隙)或其他软脊膜下通道进入脊髓内所造成。

(二)先天发育异常

由于胚胎期神经管闭合不全或脊髓中央管形成障碍,在脊髓实质内残留的胚胎上皮细胞缺血、坏死而形成空洞。支持这一学说的证据是脊髓空洞症常伴发其他先天性异常,如颈肋、脊柱后侧突、脊椎裂、脑积水、Klippel-Feil 二联征(两个以上颈椎先天性融合)、先天性延髓下疝(Arnold-Chiari 畸形)、弓形足等。临床方面也不断有家族发病的报道。但该学说的一个最大缺陷在于空洞壁上从未发现过胚胎组织,故难以形成定论。

(三)血液循环异常

该学说认为脊髓空洞症是继发于血管畸形、脊髓肿瘤囊性变、脊髓损伤、脊髓炎伴中央软化、蛛网膜炎等而发生的。引起脊髓血液循环异常,产生髓内组织缺血、坏死、液化,形成空洞。

(四)继发于其他疾病

临床上屡有报道,脊髓空洞症继发于脊柱或脊髓外伤、脊髓内肿瘤、脊髓蛛网膜炎、脊髓炎及脑膜炎等疾病。因脊髓中央区是脊髓前后动脉的交界区,侧支循环差,外伤后该区易坏死软化形成空洞,常由受伤部的脊髓中央区(后柱的腹侧,后角的内后方)起始并向上延伸。脊髓内肿瘤囊性变可造成脊髓空洞症。继发性脊髓蛛网膜炎患者,可能由于炎症粘连、局部缺血和脑脊液循环障碍,脑脊液从蛛网膜下腔沿血管周围间隙进入脊髓内,使中央管扩大形成空洞。脊髓炎时由于炎症区脱髓鞘、软化、坏死,严重时坏死区有空洞形成。

目前,多数学者认为脊(延)髓空洞症不是单一病因所造成的一个独立病种,而是由多种致病因素造成的综合征。

二、病理

空洞较大时病变节段的脊髓外形可增大,但软膜并不增厚。空洞内有清亮液体填充,其成分多与脑脊液相似。有的空洞内含黄色液体,其蛋白增高,连续切片观察,空洞最常见于颈膨大,常向胸髓扩展,腰髓较少受累。偶见多发空洞,但互不相通。典型的颈膨大空洞多先累及灰质前连合,然后向后角扩展,呈"U"字形分布。可对称或不对称地侵及前角,继而压迫脊髓白质。空洞在各平面的范围可不相同,组织学改变在空洞形成早期,其囊壁常不规则,有退变的神经胶质和神经组织。如空洞形成较久,其周围有胶质增生及肥大星形细胞,形成致密的囊壁(1~2 mm 厚。部分有薄层胶原组织包绕)。当空洞与中央管交通时,部分空洞内壁可见室管膜细胞覆盖。

空洞亦可发生在延髓,通常呈纵裂状,有时仅为胶质瘢痕而无空洞。延髓空洞有下列 3 种类型:①裂隙从第四脑室底部舌下神经核外侧向前侧方伸展,破坏三叉神经脊束核、孤束核及其纤维。②裂隙从第四脑室中缝扩展,累及内侧纵束。③空洞发生在锥体和下橄榄核之间,破坏舌下神经纤维。上述改变以①、②型多见,③型罕见。延髓空洞多为单侧,伸入脑桥者较多,伸入中脑者罕见。延髓空洞尚可侵犯网状结构,第Ⅹ、Ⅺ、Ⅻ对脑神经及核,前庭神经下核至内侧纵束的纤维,脊髓丘系,以及锥体束等。

脑桥空洞常位于顶盖区,可侵犯第Ⅵ、Ⅶ对脑神经核和中央顶盖束。

Barnett 等根据脊髓空洞症的病理改变及可能机制,将其分为 4 型。

(1)脊髓空洞伴孟氏孔阻塞和中央管扩大:①伴Ⅰ型 Chiari 畸形;②伴颅后窝囊肿、肿瘤、蛛网膜炎等造成孟氏孔阻塞。

(2)脊髓空洞不伴孟氏孔阻塞(自发型)。

(3)继发性脊髓空洞:脊髓肿瘤(常为髓内)、脊髓外伤、脊蛛网膜炎、硬脊膜炎、脊髓压迫致继发性脊髓软化。

(4)真性脊髓积水,常伴脑积水。

三、临床表现

发病年龄通常为 20～30 岁,偶尔发生于儿童期或成年以后,文献中最小年龄为 3 岁,最大为 70 岁。男性与女性比例为 3∶1。

(一)脊髓空洞症

病程进行缓慢,最早出现的症状常呈节段性分布,首先影响上肢。当空洞逐渐扩大时,由于压力或胶质增生的作用,脊髓白质内的长传导束也被累及,在空洞水平以下出现传导束型功能障碍。两个阶段之间可以间隔数年。

1.感觉症状

由于空洞时常始于中央管背侧灰质的一侧或双侧后角底部,最早症状常是单侧的痛觉、温度觉障碍。如病变侵及前连合时可有双侧的手部、臂部尺侧或一部分颈部、胸部的痛、温觉丧失,而触觉及深感觉完整或相对地正常,称为分离性感觉障碍。患者常在手部发生灼伤或刺、割伤后才发现痛、温觉的缺损。以后痛、温觉丧失范围可以扩大到两侧上肢、胸、背部,呈短上衣样分布。如向上影响到三叉丘脑束交叉处,可以造成面部痛、温觉减退或消失,包括角膜反射消失。许多患者在痛、温觉消失区域内有自发性的中枢痛。晚期后柱及脊髓丘脑束也被累及,造成病变水平以下痛、温、触觉及深感觉的感觉异常及不同程度的障碍。

2.运动障碍

前角细胞受累后,手部小肌肉及前臂尺侧肌肉萎缩,软弱无力,且可有肌束颤动,逐渐波及上肢其他肌肉、肩胛肌及一部分肋间肌。腱反射及肌张力减低。以后在空洞水平以下出现锥体束征、肌张力增高及腱反射亢进、腹壁反射消失、Babinskin 征呈阳性。空洞内如果发生出血,病情可突然恶化。空洞如果在腰骶部,则在下肢部位出现上述的运动及感觉症状。

3.营养性障碍及其他症状

关节的痛觉缺失引起关节磨损、萎缩和畸形,关节肿大,活动度增加,运动时有摩擦音而无痛觉,称为夏科(Charcot)关节。在痛觉消失区域,表皮的烫伤及其他损伤可以造成顽固性溃疡及瘢痕形成。如果皮下组织增厚、肿胀及异样发软,伴有局部溃疡及感觉缺失时,甚至指、趾末端发生无痛性坏死、脱失,称为Mervan 综合征。颈胸段病变损害交感神经通路时,可产生颈交感神经麻痹(Horner)综合征。病损节段可有出汗功能障碍,出汗过多或出汗减少。晚期可以有神经源性膀胱及大便失禁现象。其他如脊柱侧突、后突畸形、脊柱裂、弓形足等亦属常见。

(二)延髓空洞症

由于延髓空洞常不对称,症状和体征通常为单侧型。累及疑核可造成吞咽困难及口吃、软腭与咽喉肌无力、悬雍垂偏斜;舌下神经核受影响时造成伸舌偏向患侧,同侧舌肌萎缩伴有肌束颤动;如面神经核被累及时可出现下运动神经元型面瘫;三叉神经下行束受累时造成同侧面部感觉呈中枢型痛、温觉障碍;侵及内侧弓状纤维则出现半身触觉、深感觉缺失;如果前庭小脑通路被阻断可引起眩晕,可能伴有步态不稳及眼球震颤;有时也可能出现其他长传导束征象,但后者常与脊髓空洞症同时存在。

四、辅助检查

(一)腰椎穿刺及奎肯试验

一般无异常发现。如空洞较大则偶可导致脊腔部分梗阻引起脑脊液蛋白含量增高。

(二)X 线检查

可发现骨骼 Charcot 关节、颈枕区畸形及其他畸形。

(三)延迟脊髓 CT 扫描(DMCT)

即在蛛网膜下腔注入水溶性阳性造影剂,延迟一定时间,分别在注射后 6 小时、12 小时、18 小时和24 小时再行脊髓 CT 检查,可显示出高密度的空洞影像。

(四)磁共振成像(MRI)

MRI是诊断本病最准确的方法。不仅因为其为无创伤检查,更因其能多平面、分节段获得全椎管轮廓,可在纵、横断面上清楚显示出空洞的位置及大小、累及范围、与脊髓的对应关系等,以及是否合并Arnol-Chiari畸形,以鉴别空洞是继发性还是原发性,有助于选择手术适应证和设计手术方案。

(五)肌电图

上肢萎缩肌肉有失神经表现,但在麻木的手部,感觉传导速度仍正常,是因病变位于后根神经节的近端之故。

五、诊断与鉴别诊断

(一)诊断

成年期发病,起病隐袭,缓慢发展,临床表现为节段性分布的分离性感觉障碍,手部和上肢的肌肉萎缩,以及皮肤和关节的营养障碍。如合并有其他先天性缺陷存在,则不难做出诊断。MRI检查可确诊。

(二)鉴别诊断

本病须与下列疾病鉴别。

1.脊髓内肿瘤

可以类似脊髓空洞症,尤其是位于下颈髓时。但肿瘤病变节段短,进展较快,膀胱功能障碍出现较早,而营养性障碍少见,脑脊液蛋白含量增高,可以与本病相区别。对疑难病例可做脊髓造影和MRI鉴别。

2.颈椎骨关节病

可出现手部及上肢的肌肉萎缩,但根痛常见,感觉障碍为呈根性分布而非节段性分布的分离性感觉障碍。可行颈椎摄片,必要时做CT和MRI检查可明确诊断。

3.肌萎缩性侧索硬化症

不容易与脊髓空洞症相混淆,因为它不引起感觉异常或感觉缺失。

4.脑干肿瘤

脊髓空洞症合并延髓空洞症时,需要与脑干肿瘤鉴别。脑干肿瘤好发于5～15岁儿童,病程较短,开始常为脑桥下段症状而不是延髓症状,临床表现为展神经、三叉神经麻痹,且可有眼球震颤等;其后随肿瘤长大而有更多的脑神经麻痹症状,出现交叉性瘫痪。如双侧脑干肿瘤则出现双侧脑神经麻痹及四肢瘫。疾病后期可出现颅内压力增高等,可与延髓空洞症相鉴别。

5.麻风

虽可有上肢肌萎缩与麻木,但无分离性感觉障碍,所有深浅感觉均消失,且常可摸到粗大的周围神经(如尺神经、桡神经及臂丛神经干),有时可见到躯干上有散在的脱色素斑、手指溃疡等,不难鉴别。

六、治疗

本病目前尚无特殊疗法,可从以下几方面着手。

(一)支持治疗

一般对症处理,如给予镇痛药、B族维生素、三磷酸腺苷、辅酶A、肌苷等。痛觉消失者应防止烫伤或冻伤。加强护理,辅助按摩、被动运动、针刺治疗等,防止关节挛缩。

(二)放射治疗

对脊髓病变部位进行照射,可缓解疼痛,可用深部X线疗法或放射性核素^{131}I疗法,以后者较好。方法有以下几种。

1.口服法

先用复方碘溶液封闭甲状腺,然后空腹口服钠^{131}I溶液50～200 μCi,每周服2次,总量500 μCi为1个疗程,2～3个月后重复疗程。

2.椎管注射法

按常规做腰椎穿刺,取头低位15°,穿刺针头倾向头部,注射无菌钠^{131}I溶液0.4～1.0 μCi/mL,每15天1次,共3或4次。

(三)手术治疗

对Chairi畸形、扁平颅底、第四脑室正中孔闭锁等情况可采用手术矫治。凡空洞/脊髓的比值超过30%者,有手术指征。手术的目的如下。

(1)纠正伴同存在的颅骨及神经组织畸形。

(2)椎板及枕骨下减压。

(3)对张力性空洞,可行脊髓切开和空洞-蛛网膜下腔分流术或空洞-腹膜腔分流术。

(四)中药治疗

有人采用补肾活血汤加减治疗该病,据报道有效。但至少持续服药3个月以上,否则疗效不佳。

七、预后

本病进展缓慢,如能早期治疗,部分患者症状可有不同程度缓解。少数患者可停止进展,迁延数年至数十年无明显进展。部分患者进展至瘫痪而卧床不起,易发生并发症,预后不良。

第五节　脊髓压迫症

脊髓压迫症是一组椎管内或椎骨占位性病变引起的脊髓受压综合征,随病变进展出现脊髓半切综合征和横贯性损害及椎管梗阻,脊神经根和血管可不同程度受累。

一、病因及发病机制

常见病因为肿瘤(起源于脊髓组织或邻近结构)、炎症(脊髓非特异性炎症、脊柱结核、椎管内结核瘤、硬脊膜内外的脓肿、寄生虫肉芽肿、脊髓蛛网膜炎形成的脓肿)、脊髓外伤(脊柱骨折、脱位、椎管内血肿形成)、脊柱退行性病变(椎间盘突出)、先天性疾病(颅底凹陷)。

脊髓压迫症的症状可有机械压迫、血液供应障碍及占位病变直接浸润破坏等引起。机械压迫是指由于肿瘤或其他占位性结构急性或慢性压迫脊髓及其血管所致。脊髓受压后,脊髓表面静脉怒张,血液中蛋白质渗出,脑脊液蛋白质含量增高。

二、临床表现

脊髓肿瘤是脊髓压迫症最常见的原因。一般起病隐袭,进展缓慢,逐渐出现神经根刺激症状到脊髓部分受压,再到脊髓横贯性损害的表现。急性压迫较少见。

(一)神经根症状

通常为髓外压迫的最早症状,表现为刺痛、灼烧或刀割样疼痛。后根受累时,相应的皮肤分布区会表现感觉过敏,可有束带感。前根受累时则可出现相应节段性肌萎缩、肌束颤动及反射消失。

(二)感觉障碍

病变对侧水平以下痛温觉减退或缺失。晚期表现为脊髓横贯性损害。

(三)运动障碍

一侧锥体束受压,引起病变以下同侧肢体痉挛性瘫痪;两侧锥体束受压,则两侧肢体痉挛性截瘫。

(四)反射异常

受压节段因前根、前角或后根受损害而出现相应节段的腱反射减弱或消失。脊髓休克期时,各种反射均消失,病理反射也不出现。

(五)自主神经功能障碍

大小便障碍在髓内肿瘤早期出现,髓外肿瘤多在后期才发生。

(六)脊膜刺激症状

脊柱局部自发痛、叩击痛,活动受限。

三、诊断

首先明确脊髓损害为压迫性或非压迫性;再确定脊髓受压部位及平面,进而分析压迫是位于髓内、髓外硬膜内还是硬膜外及压迫的程度;最后研究压迫性病变的病因及性质。

四、治疗

本病治疗原则是尽早除去压迫脊髓的病因,故手术治疗常是唯一有效的方法。急性压迫者更应抓紧时机,力争在起病 6 小时内减压。硬脊膜外脓肿应紧急手术,并给予足量抗生素。脊柱结核在根治术的同时进行抗结核治疗。良性肿瘤一般可经手术彻底切除。恶性肿瘤难以完全切除者,椎板减压术可获得短期症状缓解,晚期或转移瘤可做放、化疗。脊髓出血以支持治疗为主,一般不采取手术治疗,如果由于血管畸形所致的出血,可选择行血管造影明确部位,考虑外科手术或介入治疗。

瘫痪肢体应积极进行康复治疗及功能训练,长期卧床者应防止泌尿系感染、压疮、肺炎和肢体挛缩等并发症。

第五章

运动障碍性疾病

第一节 帕金森病

帕金森病(Parkinson disease,PD)也称为震颤麻痹(paralysis agitans,shaking palsy),是一种常见的神经系统变性疾病,临床上特征性表现为静止性震颤、运动迟缓、肌强直及姿势步态异常。病理特征是黑质多巴胺能神经元变性缺失和路易(Lewy)小体形成。

一、研究史

本病的研究已有 190 多年的历史。1817 年,英国医师 James Parkinson 发表了经典之作《震颤麻痹的论述》(*An Essay on the Shaking Palsy*),报告了 6 例患者,首次提出震颤麻痹一词。在此之前也有零散资料介绍过多种类型瘫痪性震颤疾病,但未确切描述过 PD 的特点。中国医学对本病早已有过具体描述,但由于传播上的障碍,未被世人所知。在 Parkinson 之后,Marshall Hall 在《神经系统讲座》一书中报道一例患病 28 年的偏侧 PD 患者尸检结果,提出病变位于四叠体区。随后 Trousseau 描述了被 Parkinson 忽视的体征肌强直,还发现随疾病进展可出现智能障碍、记忆力下降和思维迟缓等。Charcot(1877)详细描述 PD 患者的语言障碍、步态改变及智力受损等特点。Lewy(1913)发现 PD 患者黑质细胞有奇特的内含物,后称为 Lewy 体,认为是 PD 的重要病理特征。

瑞典 Arvid Carlsson(1958)确定兔脑内含有 DA,而且纹状体内 DA 占脑内 70%,提出 DA 是脑内独立存在的神经递质。他因发现 DA 信号转导在运动控制中作用,成为 2 000 年诺贝尔生理学或医学奖的得主之一。奥地利 Hornykiewicz(1963)发现 6 例 PD 患者纹状体和黑质部 DA 含量显著减少,认为 PD 可能由于 DA 缺乏所致,推动了抗 PD 病药物左旋多巴(*L*-dopa)的研制。Cotzias

等(1967)首次用左旋多巴口服治疗本病获得良好疗效。Birkmayer 和 Cotzia (1969)又分别将苄丝肼和卡比多巴与左旋多巴合用治疗 PD,使左旋多巴用量减少 90%,不良反应明显减轻。到 1975 年 Sinemet 和 Madopar 两种左旋多巴复方制剂上市,逐渐取代了左旋多巴,成为当今治疗 PD 最有效的药物之一。

Davis 等(1979)发现,注射非法合成的麻醉药品能产生持久性 PD。美国 Langston 等(1983)证明化学物质 1-甲基-4-苯基-1,2,3,6-四氢吡啶(MPTP)引起的 PD。1996 年,意大利 PD 大家系研究发现致病基因 α-突触核蛋白(α-synuclein, α-SYN)突变,20 世纪 90 年代末美国和德国两个研究组先后报道 α-SYN 基因 2 个点突变(A53T, A30P)与某些家族性常染色体显性遗传 PD(ADPD)连锁,推动了遗传、环境因素、氧化应激等与 PD 发病机制的相关性研究。

二、流行病学

世界各国 PD 的流行病学资料表明,从年龄分布上看,大部分国家帕金森患者群发病率及患病率随年龄增长而增加,50 岁以上约为 500/100 000,60 岁以上约为 1 000/100 000;白种人发病率高于黄种人,黄种人高于黑种人。

我国进行的 PD 流行病学研究,选择北京、西安及上海 3 个相隔甚远的地区,在 79 个乡村和 58 个城镇,通过分层、多级、群体抽样选择 29 454 个年龄≥55 岁的老年人样本,应用横断层面模式进行 PD 患病率调查。依据标准化的诊断方案,确认 277 人罹患 PD,显示 65 岁或以上的老人 PD 患病率为 1.7%,估计中国年龄在 55 岁或以上的老年人中约有 170 万人患有 PD。这一研究提示,中国 PD 患病率相当于发达国家的水平,修正了中国是世界上 PD 患病率最低的国家的结论。预计随着我国人口的老龄化,未来我国正面临着大量的 PD 病例,将承受更大的 PD 负担。

三、病因及发病机制

特发性 PD 的病因未明。研究显示,农业环境如杀虫剂和除草剂使用,以及遗传因素等是 PD 较确定的危险因素。居住农村或橡胶厂附近、饮用井水、从事田间劳动、在工业化学品厂工作等也可能是危险因素。吸烟与 PD 发病间存在负相关,被认为是保护因素,但吸烟有众多危害性,不能因 PD 的"保护因素"而提倡吸烟。饮茶和喝咖啡者患病率也较低。

本病的发病机制复杂,可能与下列因素有关。

(一)环境因素

例如,20 世纪 80 年代初美国加州一些吸毒者因误用 MPTP,出现酷似原发性 PD 的某些病理变化、生化改变、症状和药物治疗反应,给猴注射 MPTP 也出现相似效应。鱼藤酮为脂溶性,可穿过血-脑屏障,研究表明鱼藤酮可抑制线粒体复合体 I 活性,导致大量氧自由基和凋亡诱导因子产生,使 DA 能神经元变性。与 MPP^+ 结构相似的百草枯(paraquat)及其他吡啶类化合物,也被证明与 PD 发病相关。利用 MPTP 和鱼藤酮制作的动物模型已成为 PD 实验研究的有效工具。锰剂和铁剂等也被报道参与了 PD 的发病。

(二)遗传因素

流行病学资料显示,10%~15%的 PD 患者有家族史,呈不完全外显的常染色体显性或隐性遗传,其余为散发性 PD。目前已定位 13 个 PD 的基因位点,分别被命名为 *PARK* 1-13,其中 9 个致病基因已被克隆。

1.常染色体显性遗传性帕金森病致病基因

常染色体显性遗传性帕金森病致病基因包括 α-突触核蛋白基因(*PARK* 1/*PARK* 4)、*UCH-L* 1 基因(*PARK* 5)、*LRRK* 2 基因(*PARK* 8)、*GIGYF* 2 基因(*PARK* 11)和 *HTRA* 2/*Omi* 基因(*PARK* 13)。

(1)α-突触核蛋白(PARK1)基因定位于 4 号染色体长臂 4q21~23,α-突触核蛋白可能增高 DA 能神经细胞对神经毒素的敏感性,α-突触核蛋白基因 *A la* 53 *Thr* 和 *A la* 39 *Pro* 突变导致 α-突触核蛋白异常沉积,最终形成路易小体。

(2)富亮氨酸重复序列激酶 2(LRRK2)基因(*PARK* 8),是目前为止帕金森病患者中突变频率最高的常染色体显性 PD 致病基因,与晚发性 PD 相关。

(3)*HTRA* 2 也与晚发性 PD 相关。

(4)泛素蛋白 C 末端羟化酶-L1(UCH-L1)为 *PARK* 5 基因突变,定位于 4 号染色体短臂 4p14。

2.常染色体隐性遗传性帕金森病致病基因

常染色体隐性遗传性 PD 致病基因包括 *Parkin* 基因(*PARK* 2)、*PINK* 1 基因(*PARK* 6)、*DJ* -1 基因(*PARK* 7)和 *ATP* 13A 2 基因(*PARK* 9)。

(1)Parkin 基因定位于 6 号染色体长臂 6q25.2~27,基因突变常导致 Parkin 蛋白功能障碍,酶活性减弱或消失,造成细胞内异常蛋白质沉积,最终导致 DA 能神经元变性。*Parkin* 基因突变是早发性常染色体隐性家族性 PD 的主要病因之一。

(2)*ATP* 13A 2 基因突变在亚洲人群中较为多见,与常染色体隐性遗传性早发性 PD 相关,该基因定位在 1 号染色体,包含 29 个编码外显子,编码

1 180个氨基酸的蛋白质,属于三磷腺苷酶的P型超家族,主要利用水解三磷腺苷释能驱动物质跨膜转运,ATPl3A2蛋白的降解途径主要有2个:溶酶体通路和蛋白酶体通路。蛋白酶体通路的功能障碍是导致神经退行性病变的因素之一,蛋白酶体通路E3连接酶Parkin蛋白的突变可以导致PD的发生。

(3)*PINK* 1基因最早在3个欧洲PD家系中发现,该基因突变分布广泛,在北美、亚洲及中国台湾地区均有报道,该基因与线粒体的融合、分裂密切相关,且与*Parkin*、*DJ*-1和*Htra* 2等PD致病基因间存在相互作用,提示其在帕金森病发病机制中发挥重要作用。

(4)DJ-1蛋白是氢过氧化物反应蛋白,参与机体氧化应激。*DJ*-1基因突变后DJ-1蛋白功能受损,增加氧化应激反应对神经元的损害。*DJ*-1基因突变与散发性早发性PD的发病有关。

3.细胞色素*P*4502D6基因和某些线粒体DNA突变

细胞色素*P*4502D6基因和某些线粒体DNA突变可能是PD发病易感因素之一,可能使P450酶活性下降,使肝脏解毒功能受损,易造成MPTP等毒素对黑质纹状体损害。

(三)氧化应激与线粒体功能缺陷

氧化应激是PD发病机制的研究热点。自由基可使不饱和脂肪酸发生脂质过氧化(LPO),后者可氧化损伤蛋白质和DNA,导致细胞变性死亡。PD患者由于B型单胺氧化酶(MAO-B)活性增高,可产生过量OH·,破坏细胞膜。在氧化的同时,黑质细胞内DA氧化产物聚合形成神经黑色素,与铁结合产生Fenton反应可形成OH·。在正常情况下细胞内有足够的抗氧化物质,如脑内的谷胱甘肽(GSH)、谷胱甘肽过氧化物酶(GSH-PX)和超氧化物歧化酶(SOD)等,因而DA氧化产生自由基不会产生氧化应激,保证免遭自由基损伤。PD患者黑质部还原型GSH降低和LPO增加,铁离子(Fe^{2+})浓度增高和铁蛋白含量降低,使黑质成为易受氧化应激侵袭的部位。近年发现线粒体功能缺陷在PD发病中起重要作用。对PD患者线粒体功能缺陷认识源于对MPTP作用机制研究,MPTP通过抑制黑质线粒体呼吸链复合物Ⅰ活性导致PD。体外实验证实MPTP活性成分MPP^+能造成MES 23.5细胞线粒体膜电势($\Delta\Psi m$)下降,氧自由基生成增加。PD患者黑质线粒体复合物Ⅰ活性可降低32%～38%,复合物Ⅰ活性降低使黑质细胞对自由基损伤敏感性显著增加。在多系统萎缩及进行性核上性麻痹患者黑质中未发现复合物Ⅰ活性改变,表明PD黑质复合物Ⅰ活性降低可能是PD相对特异性改变。PD患者存在线粒体功能缺陷可能与遗传和环境因素有关,研究提示 PD 患者存在线粒体 DNA 突变,复合物Ⅰ是由细胞核和线粒体两个基因组编码翻译,两组基因任何片段缺损都可影响复合物Ⅰ功能。近年来 *PARK* 1 基因突变受到普遍重视,它的编码蛋白就位于线粒体内。

(四)免疫及炎性机制

Abramsky(1978)提出 PD 发病与免疫/炎性机制有关。研究发现 PD 患者细胞免疫功能降低,白细胞介素-1(IL-1)活性降低明显。PD 患者脑脊液中存在抗 DA 能神经元抗体。细胞培养发现,PD 患者的血浆及脑脊液中的成分可抑制大鼠中脑 DA 能神经元的功能及生长。采用立体定向技术将 PD 患者血 IgG 注入大鼠一侧黑质,黑质酪氨酸羟化酶(TH)及 DA 能神经元明显减少,提示可能有免疫介导性黑质细胞损伤。许多环境因素如 MPTP、鱼藤酮、百草枯、铁剂等诱导的 DA 能神经元变性与小胶质细胞激活有关,小胶质细胞是脑组织主要的免疫细胞,在神经变性疾病发生中小胶质细胞不仅是简单的"反应性增生",而且参与了整个病理过程。小胶质细胞活化后可通过产生氧自由基等促炎因子,对神经元产生毒性作用。DA 能神经元对氧化应激十分敏感,而活化的小胶质细胞是氧自由基产生的主要来源。此外,中脑黑质是小胶质细胞分布最为密集的区域,决定了小胶质细胞的活化在 PD 发生、发展中有重要作用。

(五)年龄因素

PD 主要发生于中老年,40 岁以前很少发病。研究发现自 30 岁后黑质 DA 能神经元、酪氨酸羟化酶(TH)和多巴脱羧酶(DDC)活力,以及纹状体 DA 递质逐年减少,DA 的 D_1 和 D_2 受体密度减低。然而,罹患 PD 的老年人毕竟是少数,说明生理性 DA 能神经元退变不足以引起 PD。只有黑质 DA 能神经元减少 50%以上,纹状体 DA 递质减少 80%以上,临床才会出现 PD 症状,老龄只是 PD 的促发因素。

(六)泛素-蛋白酶体系统功能异常

泛素-蛋白酶体系统(ubiquitin-proteasome system,UPS)可选择性降低细胞内的蛋白质,在细胞周期性增殖及凋亡相关蛋白的降解中发挥重要作用。*Parkin* 基因突变常导致 UPS 功能障碍,不能降解错误折叠的蛋白,错误折叠蛋白的过多异常聚集则对细胞有毒性作用,引起氧化应激增强和线粒体功能损伤。应用蛋白酶体抑制剂已经构建成模拟 PD 的细胞模型。

(七)兴奋性毒性作用

应用微透析及高压液相色谱(HPLC)检测发现,由 MPTP 制备的 PD 猴模型纹状体中兴奋性氨基酸(谷氨酸、天门冬氨酸)含量明显增高。若细胞外间隙谷氨酸浓度异常增高,过度刺激受体可对 CNS 产生明显毒性作用。动物实验发现,脑内注射微量谷氨酸可导致大片神经元坏死,谷氨酸兴奋性神经毒作用是通过 N-甲基-D-天冬氨酸受体(N-methyl-D-aspartic acid receptor,NMDA)介导的,与 DA 能神经元变性有关。谷氨酸可通过激活 NMDA 受体产生一氧化氮(NO)损伤神经细胞,并释放更多的兴奋性氨基酸,进一步加重神经元损伤。

(八)细胞凋亡

PD 发病过程存在细胞凋亡及神经营养因子缺乏等。细胞凋亡是帕金森病患者 DA 能神经元变性的基本形式,许多基因及其产物通过多种机制参与 DA 能神经元变性的凋亡过程。此外,多种迹象表明多巴胺转运体和囊泡转运体的异常表达与 DA 能神经元的变性直接相关。其他如神经细胞自噬、钙稳态失衡可能也参与 PD 的发病。

目前,大多数学者认同 PD 并非单一因素引起,是由遗传、环境因素、免疫/炎性因素、线粒体功能衰竭、兴奋性氨基酸毒性、神经细胞自噬及老化等多种因素通过多种机制共同作用所致。

四、病理及生化病理

(一)病理

PD 主要病理改变是含色素神经元变性、缺失,黑质致密部 DA 能神经元最显著。镜下可见神经细胞减少,黑质细胞黑色素消失,黑色素颗粒游离散布于组织和巨噬细胞内,伴不同程度神经胶质增生。正常人黑质细胞随年龄增长而减少,黑质细胞 80 岁时从原有 42.5 万减至 20 万个,PD 患者少于 10 万个,出现症状时 DA 能神经元丢失 50% 以上,蓝斑、中缝核、迷走神经背核、苍白球、壳核、尾状核及丘脑底核等也可见轻度改变。

残留神经元胞浆中出现嗜酸性包涵体路易小体(Lewy body)是本病重要的病理特点,Lewy 小体是细胞质蛋白质组成的玻璃样团块,中央有致密核心,周围有细丝状晕圈。一个细胞有时可见多个大小不同的 Lewy 小体,见于约 10% 的残存细胞,黑质明显,苍白球、纹状体及蓝斑等亦可见,α-突触核蛋白和泛素是 Lewy 小体的重要组分。α-突触核蛋白在许多脑区含量丰富,多集中于神经元突触前末梢。在小鼠或果蝇体内过量表达 α-突触核蛋白可产生典型的 PD 症状。尽管 α-突触核蛋白基因突变仅出现在小部分家族性 PD 患者中,但该基因表达的蛋白是路易小体的主要成分,提示它在 PD 发病过程中起重要作用。

(二)生化病理

PD 最显著的生物化学特征是脑内 DA 含量减少。DA 和乙酰胆碱（ACh）作为纹状体两种重要神经递质，功能相互拮抗，两者平衡对基底核环路活动起重要的调节作用。脑内 DA 递质通路主要为黑质-纹状体系，黑质致密部 DA 能神经元自血流摄入左旋酪氨酸，在细胞内酪氨酸羟化酶（TH）作用下形成左旋多巴→经多巴胺脱羧酶（DDC）→DA→通过黑质-纹状体束，DA 作用于壳核、尾状核突触后神经元，最后被分解成高香草酸（HVA）。由于特发性 PD 的 TH 和 DDC 减少，使 DA 生成减少。单胺氧化酶 B（MAO-B）抑制剂减少神经元内 DA 分解代谢，增加脑内 DA 含量。儿茶酚-氧位-甲基转移酶（COMT）抑制剂减少左旋多巴外周代谢，维持左旋多巴稳定血浆浓度（图 5-1），可用于 PD 治疗。

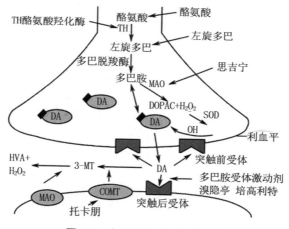

图 5-1　多巴胺的合成和代谢

PD 患者黑质 DA 能神经元变性丢失，黑质-纹状体 DA 通路变性，纹状体 DA 含量显著降低（＞80％），使 ACh 系统功能相对亢进，是导致肌张力增高、动作减少等运动症状的生化基础。此外，中脑-边缘系统和中脑-皮质系统 DA 含量亦显著减少，可能导致智能减退、行为情感异常、言语错乱等高级神经活动障碍。DA 递质减少程度与患者症状严重度一致，病变早期通过 DA 更新率增加（突触前代偿）和 DA 受体失神经后超敏现象（突触后代偿），临床症状可能不明显（代偿期），随疾病的进展可出现典型 PD 症状（失代偿期）。基底核其他递质或神经肽如去甲肾上腺素（NE）、5-羟色胺（5-HT）、P 物质（SP）、脑啡肽（ENK）、生长抑素（SS）等也有变化。

五、临床表现

PD 通常在 40～70 岁发病,60 岁后发病率增高,在 30 多岁前发病者少见,男性略多。起病隐袭,发展缓慢,主要表现静止性震颤、肌张力增高、运动迟缓和姿势步态异常等,症状出现孰先孰后可因人而异。首发症状以震颤最多见(60%～70%),其次为步行障碍(12%)、肌强直(10%)和运动迟缓(10%)。症状常自一侧上肢开始,逐渐波及同侧下肢、对侧上肢与下肢,呈 N 字形的进展顺序(65%～70%);25%～30% 的病例可自一侧的下肢开始,两侧下肢同时开始极少见,不少病例疾病晚期症状仍存在左右差异。

(一)静止性震颤

常为 PD 的首发症状,多由一侧上肢远端(手指)开始,逐渐扩展到同侧下肢及对侧肢体,上肢震颤幅度较下肢明显,下颌、口唇、舌及头部常最后受累。典型表现静止性震颤,拇指与屈曲示指呈搓丸样动作,节律 4～6 Hz,静止时出现,精神紧张时加重,随意动作时减轻,睡眠时消失;常伴交替旋前与旋后、屈曲与伸展运动。令患者活动一侧肢体如握拳或松拳,可引起另侧肢体出现震颤,该试验有助于发现早期轻微震颤。少数患者尤其 70 岁以上发病者可能不出现震颤。部分患者可合并姿势性震颤。

(二)肌强直

锥体外系病变导致屈肌与伸肌张力同时增高,关节被动运动时始终保持阻力增高,似弯曲软铅管,称为铅管样强直,如患者伴有震颤,检查者感觉在均匀阻力中出现断续停顿,如同转动齿轮,称为齿轮样强直,是肌强直与静止性震颤叠加所致。这两种强直与锥体束受损的折刀样强直不同,后者可伴腱反射亢进及病理征。

以下的临床试验有助于发现轻微的肌强直:①令患者运动对侧肢体,被检肢体肌强直可更明显;②头坠落试验:患者仰卧位,快速撤离头下枕头时头常缓慢落下,而非迅速落下;③令患者把双肘置于桌上,使前臂与桌面成垂直位,两臂及腕部肌肉尽量放松,正常人此时腕关节与前臂约成 90°屈曲,PD 患者腕关节或多或少保持伸直,好像竖立的路标,称为"路标现象"。老年患者肌强直可能引起关节疼痛,是肌张力增高使关节血供受阻所致。

(三)运动迟缓

表现为随意动作减少,包括始动困难和运动迟缓,因肌张力增高、姿势反射障碍出现一系列特征性运动障碍症状,如起床、翻身、步行和变换方向时运动迟缓,面部表情肌活动减少,常双眼凝视,瞬目减少,呈面具脸;手指精细动作,如扣纽扣、系鞋带等困难,书写时字愈写愈小,称为写字过小征等。口、咽、腭肌运动障碍,使讲话缓慢,语音低沉单调,流涎等,严重时吞咽困难。

(四)姿势步态异常

患者四肢、躯干和颈部肌强直呈特殊屈曲体姿,头部前倾,躯干俯屈,上肢肘关节屈曲,腕关节伸直,前臂内收,指间关节伸直,拇指对掌。下肢髋关节与膝关节均略呈弯曲,随疾病进展姿势障碍加重,晚期自坐位、卧位起立困难。早期下肢拖曳,逐渐变为小步态,起步困难,起步后前冲,愈走愈快,不能及时停步或转弯,称慌张步态,行走时上肢摆动减少或消失;因躯干僵硬,转弯时躯干与头部联带小步转弯,与姿势平衡障碍导致重心不稳有关。患者害怕跌倒,遇小障碍物也要停步不前。

(五)非运动症状

PD 的非运动症状包括疾病早期常出现的嗅觉减退、快动眼期睡眠行为障碍、便秘等症状。

(1)嗅觉缺失经常出现在运动症状前,是 PD 的早期特征,嗅觉检测作为一种可能的生物学标记物,有助于将来对 PD 高危人群的识别。

(2)抑郁症在 PD 患者中常见,约占患者的 50%,多为疾病本身的表现,患者可能同时伴有 5-羟色胺递质功能减低;通常应用 5-羟色胺再摄取抑制剂,如舍曲林 50 mg、西酞普兰 20 mg 等治疗可改善。运动症状好转常可使抑郁症状缓解。

(3)快动眼期睡眠行为障碍(RBD)可见于 30% 的 PD 患者,20%~38% 的 RBD 患者可能发展为 PD。与正常人相比,RBD 患者存在明显的嗅觉障碍、颜色辨别力及运动速度受损。功能影像学显示特发性 RBD 患者纹状体内存在多巴胺转运体减少,RBD 同样可能是 PD 的早期标志物,其确切的病理基础尚不清楚,可能与蓝斑下核及桥脚核等下位脑干病变有关。

(4)便秘是 PD 患者的常见症状,具有顽固性、反复性、波动性及难治性等特点。可能与肠系膜神经丛的神经元变性导致胆碱能功能降低,胃肠道蠕动减弱有关,此外,抗胆碱药等抗帕金森病药物可使蠕动功能下降,加重便秘。

(5)其他症状:诸如皮脂腺、汗腺分泌亢进引起脂颜、多汗,交感神经功能障碍导致直立性低血压等;部分患者晚期出现轻度认知功能减退或痴呆、视幻觉等,通常不严重。

(六)辅助检查

(1)PD 患者的 CT、MRI 检查通常无特征性异常。

(2)生化检测:高效液相色谱-电化学法(HPLC-EC)检测患者脑脊液和尿中高香草酸(HVA)含量降低,放免法检测脑脊液中生长抑素含量降低。血及脑脊液常规检查无异常。

(3)基因及生物标志物:家族性 PD 患者可采用 DNA 印迹技术、PCR、DNA 序列分析等检测基因突变。采用蛋白组学等技术检测血清、脑脊液、唾液中 α-突触核蛋白、DJ-1 等潜在的早期 PD 生物学标志物。

(4)超声检查可见对侧中脑黑质的高回声(图 5-2)。

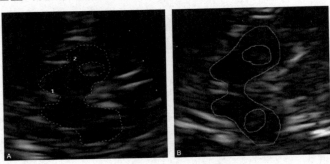

图 5-2　PD 的超声表现

A.偏侧 PD 对侧中脑黑质出现高回声;B.双侧 PD 两侧中脑黑质出现高回声

(5)功能影像学检测:①DA 受体功能显像,PD 纹状体 DA 受体,主要是 D_2 受体功能发生改变,PET 和 SPECT 可动态观察 DA 受体,SPECT 较简便经济,特异性 D_2 受体标记物[123]I iodobenzamide(^{123}I-IBZM)合成使 SPECT 应用广泛。②DA 转运体(dopa-mine transporter,DAT)功能显像,纹状体突触前膜 DAT 可调控突触间隙中 DA 有效浓度,使 DA 对突触前和突触后受体发生时间依赖性激动,早期 PD 患者 DAT 功能较正常下降 31%～65%,应用[123]I-β-CIT PET 或[99m]Tc-TRODAT-1 SPECT 可检测 DAT 功能,用于 PD 早期和亚临床诊断(图 5-3)。③神经递质功能显像,[18]F-dopa 透过血-脑屏障入脑,多巴脱羧酶将[18]F-dopa 转化为[18]F-DA,PD 患者纹状体区[18]F-dopa 放射性聚集较正常人明显减低,提示多巴脱羧酶活性降低。

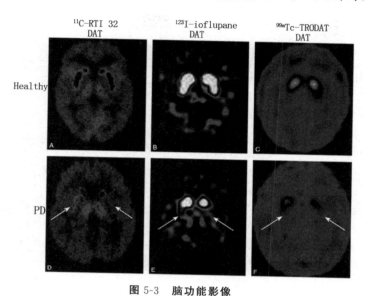

图 5-3 脑功能影像

显示 PD 患者的纹状体区 DAT 活性降低

（6）药物试验：目前临床已很少采用。

左旋多巴试验：①试验前 24 小时停用左旋多巴、多巴胺受体激动剂、抗胆碱能药、抗组胺药；②试验前 30 分钟和试验开始前各进行 1 次临床评分；③早 8～9 时患者排尿便，然后口服 375～500 mg 多巴丝肼；④服药 45～150 分钟按 UPDRS-Ⅲ量表测试患者的运动功能；⑤病情减轻为阳性反应。

多巴丝肼弥散剂试验：药物吸收快，很快达到有效浓度，代谢快，用药量较小，可短时间（10～30 分钟）内确定患者对左旋多巴反应。对 PD 诊断、鉴别诊断及药物选择等有价值。

阿扑吗啡试验：①②项同左旋多巴试验；③皮下注射阿扑吗啡 2 mg；④用药后 30～120 分钟，测试患者的运动功能，病情减轻为阳性反应，如阴性可分别隔 4 小时用 3 mg、5 mg 或 10 mg 阿扑吗啡重复试验。

六、诊断及鉴别诊断

（一）诊断

英国 PD 协会脑库（UKPDBB）诊断标准及中国 PD 诊断标准均依据中老年发病，缓慢进展性病程，必备运动迟缓及至少具备静止性震颤、肌强直或姿势步态障碍中的一项，结合对左旋多巴治疗敏感即可作出临床诊断（表 5-1）。联合嗅觉、经颅多普勒超声及功能影像（PET/SPECT）检查有助于早期发现临床前帕金森病。PD 的临床与病理诊断符合率约为 80％。

表 5-1　英国 PD 协会脑库(UKPDBB)临床诊断标准

包括标准	排除标准	支持标准
·运动迟缓(随意运动启动缓慢,伴随重复动作的速度和幅度进行性减少)	·反复卒中病史,伴随阶梯形进展的 PD 症状	确诊 PD 需具备以下 3 个或 3 个以上的条件
·并至少具备以下中的一项:肌强直;4～6 Hz 静止性震颤;不是由于视力、前庭或本体感觉障碍导致的姿势不稳	·反复脑创伤病史 ·明确的脑炎病史 ·动眼危象 ·在服用抗精神病类药物过程中出现症状 ·一个以上的亲属发病 ·病情持续好转 ·起病 3 年后仍仅表现单侧症状 ·核上性凝视麻痹 ·小脑病变体征 ·疾病早期严重的自主神经功能紊乱 ·早期严重的记忆、语言和行为习惯紊乱的痴呆 ·Babinski 征阳性 ·CT 扫描显示脑肿瘤或交通性脑积水 ·大剂量左旋多巴治疗无效(排除吸收不良导致的无效) ·MPTP 接触史	·单侧起病 ·静止性震颤 ·疾病逐渐进展 ·持久性的症状不对称,以患侧受累更重 ·左旋多巴治疗有明显疗效(70％～100％) ·严重的左旋多巴诱导的舞蹈症 ·左旋多巴疗效持续 5 年或更长时间 ·临床病程 10 年或更长时间

(二)鉴别诊断

PD 主要须与其他原因引起的帕金森综合征鉴别(表 5-2)。在所有帕金森综合征中,约 75％为原发性 PD,约 25％为其他原因引起的帕金森综合征。

表 5-2　PD 与帕金森综合征的分类

1.原发性
- 原发性 PD
- 少年型帕金森综合征

2.继发性(后天性、症状性)帕金森综合征
- 感染:脑炎后、慢病毒感染
- 药物:神经安定剂(吩噻嗪类及丁酰苯类)、利血平、甲氧氯普胺、α-甲基多巴、锂剂、氟桂利嗪、桂利嗪

- 毒物：MPTP 及其结构类似的杀虫剂和除草剂、一氧化碳、锰、汞、二硫化碳、甲醇、乙醇
- 血管性：多发性脑梗死、低血压性休克
- 创伤：拳击性脑病
- 其他：甲状旁腺功能异常、甲状腺功能减退、肝脑变性、脑瘤、正压性脑积水

3.遗传变性性帕金森综合征

- 常染色体显性遗传路易小体病、亨廷顿病、肝豆状核变性、Hallervorden-Spatz 病、橄榄脑桥小脑萎缩、脊髓小脑变性、家族性基底核钙化、家族性帕金森综合征伴周围神经病、神经棘红细胞增多症、苍白球黑质变性

4.多系统变性（帕金森叠加综合征）

- 进行性核上性麻痹、Shy-Drager 综合征、纹状体黑质变性、帕金森综合征-痴呆-肌萎缩性侧索硬化复合征、皮质基底核变性、阿尔茨海默病、偏侧萎缩-偏侧帕金森综合征

1.继发性帕金森综合征

有明确的病因可寻，如感染、药物、中毒、脑动脉硬化、创伤等。继发于甲型脑炎（即昏睡性脑炎）后的帕金森综合征，目前已罕见。多种药物均可导致药物性帕金森综合征，一般是可逆的。在拳击手中偶见头部创伤引起的帕金森综合征。老年人基底核区多发性腔隙性梗死可引起血管性帕金森综合征，患者有高血压、动脉硬化及卒中史，步态障碍较明显，震颤少见，常伴锥体束征。

2.伴发于其他神经变性疾病的帕金森综合征

不少神经变性疾病具有帕金森综合征表现。这些神经变性疾病各有其特点，有些为遗传性，有些为散发的，除程度不一的 PD 症状外，还有其他症状，如不自主运动、垂直性眼球凝视障碍（见于进行性核上性麻痹）、直立性低血压（Shy-Drager 综合征）、小脑性共济失调（橄榄脑桥小脑萎缩）、出现较早且严重的痴呆（路易体痴呆）、角膜色素环（肝豆状核变性）、皮质复合感觉缺失、锥体束征和失用、失语（皮质基底核变性）等。此外，所伴发的 PD 症状，经常以强直、少动为主，静止性震颤很少见，对左旋多巴治疗不敏感。

3.早期患者须与原发性震颤、抑郁症、脑血管病鉴别

（1）原发性震颤较常见，约 1/3 的患者有家族史，在各年龄期均可发病，姿势性或动作性震颤为唯一的表现，无肌强直和运动迟缓，饮酒或用普萘洛而后震颤可显著减轻。

（2）抑郁症可伴表情贫乏、言语单调、随意运动减少，但无肌强直和震颤，抗抑郁剂治疗有效。

（3）早期 PD 症状限于一侧肢体，患者常主诉一侧肢体无力或不灵活，若无震颤，易误诊为脑血管病，询问原发病和仔细体检易于鉴别。

七、治疗原则

PD 的治疗原则是采取综合治疗，包括药物治疗、手术治疗、康复治疗、心理治疗等，目前应用的所有治疗手段，只能改善症状，不能阻止病情发展。其中药物治疗是首选的主要的治疗手段。

八、药物治疗

(一)药物治疗原则

应从小剂量开始，缓慢递增，以较小剂量达到较满意的疗效。治疗应考虑个体化特点，用药选择不仅要考虑病情特点，而且要考虑患者的年龄、就业状况、经济承受能力等因素。药物治疗目标是延缓疾病进展、控制症状，并尽可能延长症状控制的年限，同时尽量减少药物不良反应和并发症。

(二)保护性治疗

目的是延缓疾病发展，改善患者症状。原则上，PD 一旦被诊断就应及早进行保护性治疗。目前临床应用的保护性治疗药物主要是 MAO-B 抑制剂。曾报道司来吉兰＋维生素 E 疗法(deprenyl and tocopherol an-tioxidation therapy of parkinsonism，DATATOP)可推迟使用左旋多巴、延缓疾病发展约 9 个月，可用于早期轻症 PD 患者；但司来吉兰的神经保护作用仍未定论。多巴胺受体激动剂和辅酶 Q_{10} 也可能有神经保护作用。

(三)症状性治疗

选择药物的原则如下。

（1）老年前期（年龄＜65 岁）患者，且不伴智能减退，可以选择：①多巴胺受体激动剂；②MAO-B抑制剂司来吉兰，或加用维生素 E；③复方左旋多巴＋儿茶酚-氧位-甲基转移酶（COMT）抑制剂；④金刚烷胺和/或抗胆碱能药：震颤明显而其他抗 PD 药物效果不佳时，可试用抗胆碱能药；⑤复方左旋多巴：一般在①、②、④方案治疗效果不佳时加用。在某些患者，如果出现认知功能减退，或因特殊工作之需，需要显著改善运动症状，复方左旋多巴也可作为首选。

（2）老年期（年龄≥65 岁）患者或伴智能减退：首选复方左旋多巴，必要时可加用多巴胺受体激动剂、MAO-B 抑制剂或 COMT 抑制剂。尽可能不用苯海索，尤其老年男性患者，除非有严重震颤，并明显影响患者的日常生活或工作能力时。

(四)治疗药物

1.抗胆碱能药

抑制 ACh 的活力,可提高脑内 DA 的效应和调整纹状体内的递质平衡,临床常用盐酸苯海索(安坦,artane)。对震颤和强直有效,对运动迟缓疗效较差,适于震颤明显年龄较轻的患者。常用1~2 mg口服,每天 3 次。该药改善症状短期效果较明显,但常见口干、便秘和视物模糊等不良反应,偶可见神经精神症状。闭角型青光眼及前列腺肥大患者禁用。中国指南建议苯海索由于有较多的不良反应,尽可能不用,尤其老年男性患者。

2.金刚烷胺

促进神经末梢 DA 释放,阻止再摄取,可轻度改善少动、强直和震颤等。起始剂量 50 mg,每天2~3次,1 周后增至 100 mg,每天 2~3 次,一般不超过300 mg/d,老年人不超过 200 mg/d。药效可维持数月至一年。不良反应较少,如不安、意识模糊、下肢网状青斑、踝部水肿和心律失常等,肾功能不全、癫痫、严重胃溃疡和肝病患者慎用,哺乳期妇女禁用。

3.左旋多巴及复方左旋多巴

PD 患者迟早要用到左旋多巴治疗。左旋多巴可透过血-脑屏障,被脑 DA能神经元摄取后脱羧变为 DA,改善症状,对震颤、强直、运动迟缓等运动症状均有效。由于 95% 以上的左旋多巴在外周脱羧成为 DA,仅约 1% 通过血-脑屏障进入脑内,为减少外周不良反应,增强疗效,多用左旋多巴与外周多巴脱羧酶抑制剂(DCI)按 4∶1 制成的复方左旋多巴制剂,用量较左旋多巴减少 3/4。

(1)复方左旋多巴剂型:包括标准片、控释片、水溶片等。

标准片:多巴丝肼(Madopar)由左旋多巴与苄丝肼按 4∶1 组成,多巴丝肼250 为左旋多巴 200 mg加苄丝肼 50 mg,多巴丝肼 125 为左旋多巴 100 mg 加苄丝肼 25 mg;国产多巴丝肼胶囊成分与多巴丝肼相同。息宁(Sinemet)250 和Sinemet 125 是由左旋多巴与卡比多巴按 4∶1 组成。

控释片:有多巴丝肼液体动力平衡系统(madopar-HBS)和息宁控释片(sinemet CR)。①多巴丝肼-HBS:剂量为 125 mg,由左旋多巴 100 mg 加苄丝肼25 mg 及适量特殊赋形剂组成。口服后药物在胃内停留时间较长,药物基质表面先形成水化层,通过弥散作用逐渐释放,在小肠 pH 较高的环境中逐渐被吸收。多种因素可影响药物的吸收,如药物溶解度、胃液与肠液的 pH、胃排空时间等。本品不应与制酸药同时服用。②息宁控释片(sinemet CR):左旋多巴

200 mg加卡比多巴50 mg,制剂中加用单层分子基质结构,药物不断溶释,达到缓释效果,口服后120～150分钟达到血浆峰值浓度;片中间有刻痕,可分为半片服用。

水溶片:弥散型多巴丝肼(madopar dispersible),剂量为125 mg,由左旋多巴100 mg加苄丝肼25 mg组成。其特点是易在水中溶解,吸收迅速,很快达到治疗阈值浓度。

(2)用药时机:何时开始复方左旋多巴治疗尚有争议,长期用药会产生疗效减退、症状波动及异动症等运动并发症。一般应根据患者年龄、工作性质、症状类型等决定用药。年轻患者可适当推迟使用,患者因职业要求不得不用左旋多巴时应与其他药物合用,减少复方左旋多巴剂量。年老患者可早期选用左旋多巴,因发生运动并发症机会较少,对合并用药耐受性差。

(3)用药方法:从小剂量开始,根据病情逐渐增量,用最低有效量维持。

标准片:复方左旋多巴开始用62.5 mg(1/4片),每天2～4次,根据需要逐渐增至125 mg,每天3～4次;最大剂量一般不超过250 mg,每天3～4次;空腹(餐前1小时或餐后2小时)用药疗效好。

控释片:优点是减少服药次数,有效血药浓度稳定,作用时间长,可控制症状波动;缺点是生物利用度较低,起效缓慢,标准片转换成为控释片时每天剂量应相应增加并提前服用;适于症状波动或早期轻症患者。

水溶片:易在水中溶解,吸收迅速,10分钟起效,作用维持时间与标准片相同,该剂型适用于有吞咽障碍或置鼻饲管、清晨运动不能、"开-关"现象和剂末肌张力障碍患者。

(4)运动并发症及其他药物不良反应:主要有周围性和中枢性两类,前者为恶心、呕吐、低血压、心律失常(偶见);后者有症状波动、异动症和精神症状等。前者的不良反应可以通过小剂量开始渐增剂量、餐后服药、加用多潘立酮等可避免或减轻上述症状。后者的不良反应都在长期用药后发生,一般经过5年治疗后,约50%患者会出现症状波动或异动症等运动并发症。具体处理详见本节运动并发症的治疗。

4.DA受体激动剂

DA受体包括5种类型,D_1受体和D_2受体亚型与PD治疗关系密切。DA受体激动剂可:①直接刺激纹状体突触后DA受体,不依赖于多巴脱羧酶将左旋多巴转化为DA发挥效应;②血浆半衰期(较复方左旋多巴)长;③推测可持续而非波动性刺激DA受体,预防或延迟运动并发症发生;PD早期单用DA受体激动剂有效,若与复方左旋多巴合用,可提高疗效,减少复方左旋多巴用量,且可减少或避免症状波动或异动症的发生。

(1)适应证:PD后期患者用复方左旋多巴治疗产生症状波动或异动症,加用DA受体激动剂可减轻或消除症状,减少复方左旋多巴用量。疾病后期黑质纹状体DA能系统缺乏多巴脱羧酶,不能把外源性左旋多巴脱羧转化为DA,用复方左旋多巴无效,用DA受体激动剂可能有效。发病年纪轻的早期患者可单独应用,应从小剂量开始,渐增量至获得满意疗效。不良反应与复方左旋多巴相似,症状波动和异动症发生率低,直立性低血压和精神症状发生率较高。

(2)该类药物有两种类型:麦角类和非麦角类。目前大多推荐非麦角类DA受体激动剂,尤其是年轻患者病程初期。这类长半衰期制剂能避免对纹状体突触后膜DA受体产生"脉冲"样刺激,从而预防或减少运动并发症的发生。麦角类DA受体激动剂可导致心脏瓣膜病和肺胸膜纤维化,多不主张使用。

麦角类:①溴隐亭为D_2受体激动剂,开始0.625 mg/d,每隔3~5天增加0.625 mg,通常治疗剂量7.5~15 mg/d,分3次口服;不良反应与左旋多巴类似,错觉和幻觉常见,精神病病史患者禁用,相对禁忌证包括近期心肌梗死、严重周围血管病和活动性消化性溃疡等。②α-二氢麦角隐亭,2.5 mg,每天2次,每隔5天增加2.5 mg,有效剂量30~50 mg/d,分3次口服。上述四种药物之间的参考剂量转换为:吡贝地尔∶普拉克索∶溴隐亭∶α-二氢麦角隐亭为100∶1∶10∶60。③卡麦角林是所有DA受体激动剂中半衰期最长(70小时),作用时间最长,适于PD后期长期应用复方左旋多巴产生症状波动和异动症患者,有效剂量2~10 mg/d,平均4 mg/d,只需每天1次,较方便。④利舒脲具有较强的选择性D_2受体激动作用,对D_1受体作用很弱。按作用剂量比,其作用较溴隐亭强10~20倍,但作用时间短于溴隐亭;其$t_{1/2}$短(平均2.2小时),该药为水溶性,可静脉或皮下输注泵应用,主要用于因复方左旋多巴治疗出现明显的"开-关"现象者;治疗须从小剂量开始,0.05~0.1 mg/d,逐渐增量,平均有效剂量为2.4~4.8 mg/d。

非麦角类:被美国神经病学学会、运动障碍学会,以及我国PD治疗指南推荐为一线治疗药物。①普拉克索:为新一代选择性D_2、D_3受体激动剂,开始0.125 mg,每天3次,每周增加0.125 mg,逐渐加量至0.5~1.0 mg,每天3次,最大不超过4.5 mg/d;服用左旋多巴的PD晚期患者加服普拉克索可改善左旋多巴不良反应,对震颤和抑郁有效。②罗匹尼罗:用于早期或进展期PD,开始0.25 mg,每天3次,逐渐加量至2~4 mg,每天3次,症状波动和异动症发生率低,常见意识模糊、幻觉及直立性低血压。③吡贝地尔(泰舒达缓释片):为缓释型选择性 D_2、D_3 受体激动剂,对中脑-皮质和边缘叶通路 D_3 受体有激动效应,改善震颤作用明显,对强直和少动也有作用;初始剂量 50 mg,每天1次,第2周增至 50 mg,每天 2 次,有效剂量 150 mg/d,分 3 次口服,最大不超过 250 mg/d。④罗替戈汀:为一种透皮贴剂,有 4.5 mg/10 cm²,9 mg/20 cm²,13.5 mg/30 cm²,18 mg/40 cm² 等规格;早期使用4.5 mg/10 cm²,以后视病情发展及治疗反应可增大剂量,均每天 1 贴;治疗 PD 优势为可连续、持续释放药物,消除首关效应,提供稳态血药水平,避免对 DA 受体脉冲式刺激,减少口服药治疗突然"中断"状态,减少服左旋多巴等药物易引起运动波动、"开-关"现象等。⑤阿扑吗啡:为 D_1 和 D_2 受体激动剂,可显著减少"关期"状态,对症状波动,尤其"开-关"现象和肌张力障碍疗效明显,采取笔式注射法给药后 5～15 分钟起效,有效作用时间 60 分钟,每次给药 0.5～2 mg,每天可用多次,便携式微泵皮下持续灌注可使患者每天保持良好运动功能;也可经鼻腔给药。

5.MAO-B 抑制剂

抑制神经元内 DA 分解,增加脑内 DA 含量。合用复方左旋多巴有协同作用,减少左旋多巴约 1/4 用量,延缓"开-关"现象。MAO-B 抑制剂中的司来吉兰即丙炔苯丙胺 2.5～5 mg,每天2 次,因可引起失眠,不宜傍晚服用。不良反应有口干、胃纳少和直立性低血压等,胃溃疡患者慎用。该药可与左旋多巴合用,亦可单独应用,可缓解 PD 症状,也可能有神经保护作用。第二代 MAO-B 抑制剂雷沙吉兰已投入临床应用,其作用优于第 1 代司来吉兰 5～10 倍,对各期 PD 患者症状均有改善作用,也可能有神经保护作用;其代谢产物为一种无活性非苯丙胺物质 aminoindan,安全性较第 1 代 MAO-B 抑制剂好。唑尼沙胺原为抗癫痫药,偶然发现应用唑尼沙胺 300 mg/d 有效控制癫痫的同时,也显著改善 PD 症状,抗 PD 机制证实为抑制 MAO-B 活性。

6.儿茶酚-氧位-甲基转移酶(COMT)抑制剂

COMT 是由脑胶质细胞分泌参与 DA 分解酶之一。COMT 抑制剂通过抑制脑内、脑外 COMT 活性,提高左旋多巴生物利用度,显著改善左旋多巴疗效。COMT 抑制剂本身不会对 CNS 产生影响,在外周主要阻止左旋多巴被 COMT 催化降解成 3-氧甲基多巴。须与复方左旋多巴合用,单独使用无效,用药次数一般与复方左旋多巴次数相同。主要用于中晚期 PD 患者的剂末现象、"开-关"现象等症状波动的治疗,可使"关"期时限缩短,"开"期时限增加,也推荐用于早期PD 患者初始治疗,希望通过持续 DA 能刺激(CDS),以推迟出现症状波动等运动并发症,但尚有待进一步研究证实。

(1)恩他卡朋:亦名珂丹,是周围 COMT 抑制剂,100~200 mg 口服;可提高 CNS 对血浆左旋多巴利用,提高血药浓度,增强左旋多巴疗效,减少临床用量;该药耐受性良好,主要不良反应是胃肠道症状,尿色变浅,但无严重肝功能损害报道。

(2)托卡朋:亦名答是美,100~200 mg 口服;该药是治疗 PD 安全有效的辅助药物,不良反应有腹泻、意识模糊、转氨酶升高,偶有急性重症肝炎报道,应注意肝脏毒副作用,用药期间须监测肝功能。

7.腺苷 A_{2A} 受体阻断剂

腺苷 A_{2A} 受体在基底核选择性表达,与运动行为有关。多项证据表明,阻断腺苷 A_{2A} 受体能够减轻 DA 能神经元的退变。

伊曲茶碱是一种新型腺苷 A_{2A} 受体阻断剂,可明显延长 PD 患者"开期"症状,缩短"关期",具有良好安全性和耐受性,临床上已用于 PD 治疗。

(五)治疗策略

1.早期 PD 治疗(Hoehn-Yahr Ⅰ~Ⅱ级)

疾病早期若病情未对患者造成心理或生理影响,应鼓励患者坚持工作,参与社会活动和医学治疗(关节活动、步行、平衡及语言锻炼、面部表情肌操练、太极拳等),可暂缓用药。若疾病影响患者的日常生活和工作能力,应开始症状性治疗。

2.中期 PD 治疗(Hoehn-Yahr Ⅲ级)

若在早期阶段首选 DA 受体激动剂、司来吉兰或金刚烷胺/抗胆碱能药治疗的患者,发展至中期阶段时症状改善往往已不明显,此时应添加复方左旋多巴治疗;若在早期阶段首选小剂量复方左旋多巴治疗患者,应适当增加剂量,或添加 DA 受体激动剂、司来吉兰或金刚烷胺,或 COMT 抑制剂。

3.晚期 PD 治疗(Hoehn-Yahr Ⅳ~Ⅴ级)

晚期 PD 临床表现极复杂,包括疾病本身进展,也有药物不良反应因素。晚期患者治疗,一方面继续力求改善运动症状,另一方面需处理伴发的运动并发症和非运动症状。

(六)运动并发症治疗

运动并发症,如症状波动和异动症是晚期 PD 患者治疗中最棘手的问题,包括药物剂量、用法等治疗方案调整及手术治疗(主要是脑深部电刺激术)。

1.症状波动的治疗

症状波动有 3 种形式。

（1）疗效减退或剂末恶化：指每次用药的有效作用时间缩短，症状随血液药物浓度发生规律性波动，可增加每天服药次数或增加每次服药剂量或改用缓释剂，也可加用其他辅助药物。

（2）"开-关"现象：指症状在突然缓解（"开期"）与加重（"关期"）之间波动，开期常伴异动症；多见于病情严重者，发生机制不详，与服药时间、血浆药物浓度无关；处理困难，可试用 DA 受体激动剂。

（3）冻结现象：患者行动踌躇，可发生于任何动作，突出表现是步态冻结，推测是情绪激动使细胞过度活动，增加去甲肾上腺素能介质输出所致；如冻结现象发生在复方左旋多巴剂末期，伴 PD 其他体征，增加复方左旋多巴单次剂量可使症状改善；如发生在"开期"，减少复方左旋多巴剂量，加用 MAO-B 抑制剂或 DA 受体激动剂或许有效，部分患者经过特殊技巧训练也可改善。

2.异动症的治疗

异动症（abnormal involuntary movements，AIMs）又称为运动障碍，常表现舞蹈-手足徐动症样、肌张力障碍样动作，可累及头面部、四肢及躯干。

异动症常见的 3 种形式是：① 剂峰异动症或改善-异动症-改善（improvement-dyskinesia-improvement，I-D-I），常出现在血药浓度高峰期（用药 1~2 小时），与用药过量或 DA 受体超敏有关，减少复方左旋多巴单次剂量可减轻异动症，晚期患者治疗窗较窄，减少剂量虽有利于控制异动症，但患者往往不能进入"开期"，故减少复方左旋多巴剂量时需加用 DA 受体激动剂。② 双相异动症或异动症-改善-异动症（dyskinesia-improvement-dyskinesia，D-I-D），剂峰和剂末均可出现，机制不清，治疗困难，可尝试增加复方左旋多巴每次剂量或服药次数，或加用 DA 受体激动剂。③ 肌张力障碍，常表现足或小腿痛性痉挛，多发生于清晨服药前，可睡前服用复方左旋多巴控释剂或长效 DA 受体激动剂，或起床前服用弥散型多巴丝肼或标准片；发生于剂末或剂峰的肌张力障碍可相应增减复方左旋多巴用量。

不常见的异动症也有 3 种形式：①反常动作，可能由于情绪激动使神经细胞产生或释放 DA 引起少动现象短暂性消失；②少动危象，患者较长时间不能动，与情绪改变无关，是 PD 严重的少动类型，可能由于纹状体 DA 释放耗竭所致；③出没现象，表现出没无常的少动，与服药时间无关。

(七)非运动症状的治疗

PD 的非运动症状主要包括精神障碍、自主神经功能紊乱、感觉障碍等。

1.精神障碍的治疗

PD 患者的精神症状表现形式多种多样,如生动梦境、抑郁、焦虑、错觉、幻觉、欣快、轻躁狂、精神错乱及意识模糊等。治疗原则是首先考虑依次逐减或停用抗胆碱能药、金刚烷胺、DA 受体激动剂、司来吉兰等抗 PD 药物;若采取以上措施患者仍有症状,可将复方左旋多巴逐步减量;经药物调整无效的严重幻觉、精神错乱、意识模糊可加用非经典抗精神病药如氯氮平、喹硫平;氯氮平被 B 级推荐,可减轻意识模糊和精神障碍,不阻断 DA 能药效,可改善异动症,但需定期监测粒细胞;喹硫平被 C 级推荐,不影响粒细胞数;奥氮平不推荐用于 PD 精神症状治疗(B 级推荐)。抑郁、焦虑、痴呆等可为疾病本身表现,用药不当可能加重。精神症状常随运动症状波动,"关期"出现抑郁、焦虑,"开期"伴欣快、轻躁狂,改善运动症状常使这些症状缓解。较重的抑郁症、焦虑症可用 5-羟色胺再摄取抑制剂。对认知障碍和痴呆可应用胆碱酯酶抑制剂,如石杉碱甲、多奈哌齐、利斯的明或加兰他敏。

2.自主神经功能障碍治疗

自主神经功能障碍常见便秘、排尿障碍及直立性低血压等。便秘增加饮水量和高纤维含量食物对大部分患者有效,停用抗胆碱能药,必要时应用通便剂;排尿障碍患者需减少晚餐后摄水量,可试用奥昔布宁、莨菪碱等外周抗胆碱能药;直立性低血压患者应增加盐和水摄入量,睡眠时抬高头位,穿弹力裤,从卧位站起宜缓慢,α 肾上腺素能激动剂米多君治疗有效。

3.睡眠障碍

较常见,主要为失眠和快速眼动期睡眠行为异常(RBD),可应用镇静安眠药。失眠若与夜间 PD 运动症状相关,睡前需加用复方左旋多巴控释片。若伴不宁腿综合征(RLS)睡前加用 DA 受体激动剂如普拉克索,或复方左旋多巴控释片。

九、手术及干细胞治疗

(1)中晚期 PD 患者常不可避免地出现药物疗效减退及严重并发症,通过系统的药物调整无法解决时可考虑选择性手术治疗。苍白球损毁术的远期疗效不尽如人意,可能有不可预测的并发症,临床已很少施行。

目前,推荐深部脑刺激疗法(deep brain stimula-tion,DBS),优点是定位准确、损伤范围小、并发症少、安全性高和疗效持久等,缺点是费用昂贵。适应证为:①原发性 PD,病程 5 年以上;②服用复方左旋多巴曾有良好疗效,目前疗效明显下降或出现严重的运动波动或异动症,影响生活质量;③除外痴呆和严重的精神疾病。

(2)细胞移植:将自体肾上腺髓质或异体胚胎中脑黑质细胞移植到患者纹状体,纠正 DA 递质缺乏,改善 PD 运动症状,目前已很少采用。酪氨酸羟化酶(TH)、神经营养因子,如胶质细胞源性神经营养因子(GNDF)和脑源性神经营养因子(BDNF)基因治疗,以及干细胞,包括骨髓基质干细胞、神经干细胞、胚胎干细胞和诱导性潜能干细胞移植治疗在动物实验中显示出良好疗效,已进行少数临床试验也显示一定的疗效。随着基因治疗的目的基因越来越多,基因治疗与干细胞移植联合应用可能是将来发展的方向。

十、中医、康复及心理治疗

中药或针灸和康复治疗作为辅助手段对改善症状也可起到一定作用。对患者进行语言、进食、走路及各种日常生活训练和指导,日常生活帮助如设在房间和卫生间的扶手、防滑橡胶桌垫、大把手餐具等,可改善生活质量。适当运动如打太极拳等对改善运动症状和非运动症状可有一定的帮助。教育与心理疏导也是 PD 治疗中不容忽视的辅助措施。

十一、预后

PD 是慢性进展性疾病,目前尚无根治方法。多数患者发病数年仍能继续工作,也可能较快进展而致残。疾病晚期可因严重肌强直和全身僵硬,终至卧床不起。死因常为肺炎、骨折等并发症。

第二节　特发性震颤

特发性震颤(ET)又称原发性震颤,是一种常见的运动障碍性疾病,呈常染色体显性遗传,以姿势性和/或动作性震颤为主要特征,一般双上肢受累但一侧为重。病程多缓慢进展或不进展,呈良性过程,故又称良性震颤。

一、临床表现

(1)特发性震颤在人群中的患病率和发病率报道差别很大,各年龄组均可发病,但发病率随年龄增长而显著增加,发病没有性别差异,近半数患者有阳性家族史。

(2)起病隐袭,常从一侧上肢起病,很快累及对侧,很少累及下肢,大约30%的患者可累及头颈部,双上肢震颤多有不对称。

(3)震颤是唯一的临床表现,以姿势性和动作性震颤为主,震颤频率一般为4～12次/秒,初为间断性,情绪激动、饥饿、疲劳时加重,入睡后消失,但随着病程延长,可以变为持续性。体检除姿势性或动作性震颤外无其他阳性体征,有时可引出受累肢体齿轮感,为震颤所致。

二、辅助检查

本病实验室指标及头部影像学检查无特异表现。

三、诊断及分级

临床发现姿势性或动作性震颤,有阳性家族史,饮酒后减轻,不伴其他神经系统症状和体征,应考虑特发性震颤可能。

(一)诊断

美国运动障碍学会和世界震颤研究组织特发性震颤诊断标准。

1.核心诊断标准

(1)双手及前臂的动作性震颤。

(2)除齿轮现象外,不伴有神经系统其他体征。

(3)或仅有头部震颤,不伴肌张力障碍。

2.次要诊断标准

(1)病程超过3年。

(2)有阳性家族史。

(3)饮酒后震颤减轻。

3.排除标准

(1)伴有其他神经系统体征,或在震颤发生前不久有外伤史。

(2)由药物、焦虑、抑郁、甲亢等引起的生理亢进性震颤。

(3)有精神性(心因性)震颤病史。

(4)突然起病或分段进展。

(5)原发性直立性震颤。

(6)仅有位置特异性或目标特异性震颤,包括职业性震颤和原发性书写震颤。

(7)仅有言语、舌、颏或腿部震颤。

(二)分级

美国国立卫生研究院特发性震颤研究小组临床分级。

(1)0级:无震颤。

(2)1级:很轻微的震颤(不易发现)。

(3)2级:易于发现的、幅度低于2 cm的、无致残性的震颤。

(4)3级:明显的、幅度2～4 cm的、有部分致残性的震颤。

(5)4级:严重的、幅度超过4 cm的、致残性的震颤。

四、鉴别诊断

(一)PD

根据PD特征性的静止性震颤,以及肌强直和动作迟缓等其他症状、体征可以鉴别。但特发性震颤患者合并PD的发生率显著高于正常人群,常在稳定病程数年至数十年后出现其他震颤外的体征而确诊。

(二)直立性震颤

表现为站立时躯干和下肢的姿势性震颤,坐下或行走时减轻,也可累及上肢。

(三)生理性或全身疾病所致震颤

如甲亢,肾上腺疾病,药物性,中毒性等疾病根据相应病史和辅助检查可除外。

(四)其他神经系统疾病所致震颤

如小脑病变为意向性震颤,伴有共济失调等体征。其他神经系统疾病均不以震颤为唯一症状。

五、治疗

症状轻微,不影响功能活动或社交的可不予治疗。所有治疗措施对头部震颤效果均不佳。

(一)饮酒

多数患者在少量饮酒后震颤可暂时缓解。

(二)β-肾上腺素受体阻滞剂

能减轻震颤幅度但对震颤频率无影响,疗效的个体差异极大。一般采用普萘洛尔 60～90 mg/d，或阿罗洛尔 10～30 mg/d，分次服，最大剂量不超过 30 mg/d。相对禁忌证：心力衰竭，二至三度房室传导阻滞，哮喘，糖尿病有低血糖倾向时。

(三)其他

其他包括苯二氮䓬类、氯氮平、碳酸酐酶抑制剂等，局部注射 A 型肉毒毒素治疗等，可有部分疗效。

第三节 亨廷顿病

亨廷顿病(Huntington disease，HD)又称亨廷顿舞蹈病、慢性进行性舞蹈病、遗传性舞蹈病，于1842 年由 Waters 首报，1872 年由美国医师 George Huntington 系统描述而得名，是一种常染色体显性遗传的基底节和大脑皮质变性疾病，临床上以隐匿起病、缓慢进展的舞蹈症、精神异常和痴呆为特征。本病呈完全外显率，受累个体的后代 50％发病。可发生于所有人种，白种人发病率最高，我国较少见。

一、病因及发病机制

本病的致病基因 IT 15 位于 4p16.3，基因的表达产物为约含 3 144 个氨基酸的多肽，命名为 Huntingtin，在 IT 15 基因 5′端编码区内的三核苷酸(CAG)重复序列拷贝数异常增多。拷贝数越多，发病年龄越早，临床症状越重。在 Huntingtin 内，(CAG)n 重复编码一段长的多聚谷氨酰胺功能区，故认为本病可能由于获得了一种毒性功能所致。

二、病理及生化改变

(一)病理改变

主要位于纹状体和大脑皮质，黑质、视丘、视丘下核、齿状核亦可轻度受累。大脑皮质突出的变化为皮质萎缩，特别是第 3、5 和第 6 层神经节细胞丧失，合并胶质细胞增生。尾状核、壳核神经元大量变性、丢失。投射至外侧苍白球的纹状体传出神经元(含 γ-氨基丁酸与脑啡肽，参与间接通路)较早受累，是引起舞蹈症的基础；随疾病进展，投射至内侧苍白球的纹状体传出神经元(含 γ-氨基丁酸与

P物质,参与直接通路)也被累及,是导致肌强直及肌张力障碍的原因。

(二)生化改变

纹状体传出神经元中γ-氨基丁酸、乙酰胆碱及其合成酶明显减少,多巴胺浓度正常或略增加,与γ-氨基丁酸共存的神经调质脑啡肽、P物质亦减少,生长抑素和神经肽Y增加。

三、临床表现

本病好发于30～50岁,5%～10%的患者于儿童和青少年发病,10%于老年发病。患者的连续后代中有发病提前倾向,即早发现象,父系遗传的早发现象更明显,绝大多数有阳性家族史。起病隐匿,缓慢进展。无性别差异。

(一)锥体外系症状

以舞蹈样不自主运动最常见、最具特征性,通常为全身性,程度轻重不一,典型表现为手指弹钢琴样动作和面部怪异表情,累及躯干可产生舞蹈样步态,可合并手足徐动及投掷症。随着病情进展,舞蹈样不自主运动可逐渐减轻,而肌张力障碍及动作迟缓、肌强直、姿势不稳等帕金森综合征渐趋明显。

(二)精神障碍及痴呆

精神障碍可表现为情感、性格、人格改变及行为异常,如抑郁、激惹、幻觉、妄想、暴躁、冲动、反社会行为等。患者常表现出注意力减退、记忆力降低、认知障碍及智能减退,呈进展性加重。

(三)其他

快速眼球运动(扫视)常受损。可伴癫痫发作,舞蹈样不自主运动大量消耗能量可使体重明显下降,常见睡眠和/或性功能障碍。晚期出现构音障碍和吞咽困难。

四、辅助检查

(一)基因检测

CAG重复序列拷贝数增加,＞40具有诊断价值。该检测若结合临床特异性高、价值大,几乎所有的病例可通过该方法确诊。

(二)电生理及影像学检查

EEG呈弥漫性异常,无特异性。CT及MRI扫描显示大脑皮质和尾状核萎缩,脑室扩大。MRI的T_2加权像示壳核信号增强。MR波谱(MRS)示大脑皮质及基底节乳酸水平增高。^{18}F-脱氧葡萄糖 PET 检测显示尾状核、壳核代谢明显降低。

五、诊断及鉴别诊断

(一)诊断

根据发病年龄,慢性进行性舞蹈样动作、精神症状和痴呆,结合家族史可诊断本病,基因检测可确诊,还可发现临床前期病例。

(二)鉴别诊断

本病应与小舞蹈病、良性遗传性舞蹈病、发作性舞蹈手足徐动症、老年性舞蹈病、肝豆状核变性、迟发性运动障碍及棘状红细胞增多症并发舞蹈症鉴别。

六、治疗

目前尚无有效治疗措施,对舞蹈症状可选用以下 2 类药物。

(一)多巴胺受体阻滞剂

氟哌啶醇 1~4 mg,每天 3 次;氯丙嗪 12.5~50 mg,每天 3 次;奋乃静 2~4 mg,每天 3 次;硫必利 0.1~0.2 g,每天3 次;哌咪清等。均应从小剂量开始,逐渐增加剂量,用药过程中应注意锥体外系不良反应。

(二)中枢多巴胺耗竭剂

丁贝那替秦 25 mg,每天 3 次。

七、预后

本病尚无法治愈,病程 10~20 年,平均 15 年。

第四节 小 舞 蹈 病

小舞蹈病(chorea minor,CM)又称风湿性舞蹈病或 Sydenham 舞蹈病,由 Sydenham(1684 年)首先描述,是风湿热在神经系统的常见表现。本病多见于儿童和青少年,其临床特征为不自主的舞蹈样动作、肌张力降低、肌力减弱、自主运动障碍和情绪改变。本病可自愈,但复发者并不少见。

一、病因与发病机制

本病的发病与 A 组 β-溶血性链球菌感染有关,属自体免疫性疾病。约 30％的病例在风湿热发作或多发性关节炎后 2～3 个月发病,通常无近期咽痛或发热史,部分患者咽拭子培养 A 组溶血性链球菌阳性;血清可检出抗神经元抗体,与尾状核、丘脑底核等部位神经元抗原起反应,抗体滴度与本病的转归有关,提示可能与自身免疫反应有关。本病好发于围青春期,女性多于男性,一些患者在怀孕或口服避孕药时复发,提示与内分泌改变也有关系。

二、病理

病理改变主要是黑质、纹状体、丘脑底核及大脑皮质可逆性炎性改变和神经细胞弥漫性变性,神经元丧失和胶质细胞增生。有的病例可见散在动脉炎、栓塞性小梗死。90％的尸解病例可发现风湿性心脏病证据。

三、临床表现

(一)发病年龄及性别

发病年龄多在 5～15 岁,女多于男,男女之比约为 1∶3。

(二)起病形式

大多数为亚急性或隐袭起病,少数可急性起病。大约 1/3 的病例舞蹈症状出现前 2～6 个月或更长的时间内有 β-溶血性链球菌感染史,曾有咽喉肿痛、发热、多关节炎、心肌炎、心内膜炎、心包炎、皮下风湿结节或紫癜等临床症状和体征。

(三)早期症状

早期症状常不明显,不易被察觉。患儿表现为情绪不稳、焦虑不安、易激动、注意力分散、学习成绩下降、动作笨拙、步态不稳、手中物品时常坠落,行走摇晃不稳等。其后症状日趋明显,表现为舞蹈样动作和肌张力改变等。

(四)舞蹈样动作

常常可急性或隐袭出现,常为双侧性,可不规则,变幻不定,突发骤止,约20％患者可偏侧或甚至更为局限。在情绪紧张和作自主运动时加重,安静时减轻,睡眠时消失。常在 2～4 周内加重,3～6 个月内自行缓解。

(1)面部最明显,表现挤眉、弄眼、噘嘴、吐舌、扮鬼脸等,变幻莫测。

(2)肢体表现为一种快速的不规则无目的的不自主运动,常起于一肢,逐渐累及一侧或对侧,上肢比下肢明显,上肢各关节交替伸直、屈曲、内收等动作,下肢步态颠簸、行走摇晃、易跌倒。

(3)躯干表现为脊柱不停地弯、伸或扭转,呼吸也可变得不规则。

(4)头颈部的舞蹈样动作表现为摇头耸肩或头部左右扭转。伸舌时很难维持,舌部不停地扭动,软腭或其他咽肌的不自主运动可致构音、吞咽障碍。

(五)体征

(1)肌张力及肌力减退,膝反射常减弱或消失。肢体软弱无力,与舞蹈样动作、共济失调一起构成小舞蹈病的三联征。

(2)旋前肌征:由于肌张力和肌力减退导致当患者举臂过头时,手掌旋前。

(3)舞蹈病手姿:当手臂前伸时,因张力过低而呈腕屈、掌指关节过伸,伴手指弹钢琴样小幅舞动。

(4)挤奶妇手法,或称盈亏征:若令患者紧握检查者第二、三手指时,检查者能感到患者的手时紧时松,握力不均,时大时小。

(5)约 1/3 患者会有心脏病征,包括风湿性心肌炎、二尖瓣回流或主动脉瓣关闭不全。

(六)精神症状

可有失眠、躁动、不安、精神错乱、幻觉、妄想等精神症状,称为躁狂性舞蹈病。有些病例精神症状可与躯体症状同样显著,以致呈现舞蹈性精神病。随着舞蹈样动作消除,精神症状很快缓解。

四、辅助检查

(一)血清学检查

白细胞计数增加,血沉加快,C反应蛋白效价提高,黏蛋白增多,抗链球菌溶血素"O"滴度增加;由于小舞蹈病多发生在链球菌感染后 2～3 个月,甚至 6～8 个月,故不少患者发生舞蹈样动作时链球菌血清学检查常为阴性。

(二)咽拭子培养

检查可见 A 组溶血型链球菌。

(三)脑电图

无特异性,常为轻度弥漫性慢活动。

(四)影像学检查

部分患者头部 CT 扫描可见尾状核区低密度灶及水肿,MRI 显示尾状核、壳核、苍白球增大,T_2 加权像显示信号增强,PET 可见纹状体呈高代谢改变,但症状减轻或消失后可恢复正常。

五、诊断

凡学龄期儿童有风湿病史和典型舞蹈样症状,结合实验室及影像学检查通常可以诊断。

六、鉴别诊断

见表 5-3。

表 5-3　常见舞蹈病鉴别要点

鉴别要点	小舞蹈病	亨廷顿病	肝豆状核变性	偏侧舞蹈症
病因	风湿性	常染色体显性遗传	遗传性铜代谢障碍	脑卒中、脑瘤
发病年龄	大多数为 5～15 岁	30 岁以后	儿童、青少年	成年
临床特征	全身或偏侧不规则舞蹈,动作快	全身舞蹈、手足徐动、动作较慢	偏侧舞蹈样运动	有不完全偏瘫
	肌张力低、肌力减退	慢	角膜 K-F 色素环	
	情绪不稳定,性格改变	进行性痴呆	精神障碍	
	可有心脏受损征象		肝脏受损征	
治疗	抗链球菌感染(青霉素)	氯丙嗪、氟哌啶醇	排铜 D-青霉胺口服	治疗原发病
	肾上腺皮质激素		口服硫酸锌减少铜吸收	对症用氟哌啶醇
	氟哌啶醇、氯丙嗪、苯巴比妥		对症用氟哌啶醇	

七、治疗

(一)一般处理

急性期应卧床休息,保持环境安静,避免强光或其他刺激,给予足够的营养支持。

(二)病因治疗

确诊本病后,无论病症轻重,均应使用青霉素或其他有效抗生素治疗,10～14 天为 1 个疗程。同时给予水杨酸钠或泼尼松,症状消失后再逐渐减量至停药,目的是最大限度地防止或减少本病复发,并控制心肌炎、心瓣膜病的发生。

1.抗生素

青霉素:首选$(4～8) \times 10^5$ U,每天 1～2 次,2 周为 1 个疗程,也可用红霉素、头孢菌素类药物治疗。

2.阿司匹林

0.1～1.0 g,每天 4 次,小儿按 0.1 g/kg,计算,症状控制后减量,维持 6～12 周。

3.激素

风湿热症状明显时,泼尼松每天 10～30 mg,分 3～4 次口服。

(三)对症治疗

(1)首选氟哌啶醇 0.5 mg 开始,每天口服 2～3 次,以后逐渐加量。

(2)氯丙嗪:12.5～50 mg,每天 2～3 次。

(3)苯巴比妥:0.015～0.03 g,每天 2～4 次。

(4)地西泮:2.5～5 mg,每天 2～4 次。

八、预后

本病预后良好,可完全恢复而无任何后遗症状,大约 20％的病例死于心脏并发症,35％的病例数月或数年后复发。个别病例舞蹈症状持续终身。

第 六 章

感染性疾病

第一节　脑蛛网膜炎

脑蛛网膜炎又称浆液性脑膜炎、局灶性粘连性蛛网膜炎,是脑的蛛网膜发生炎症,慢性者可粘连或形成囊肿,可引起脑组织损害及脑脊液循环障碍。

本病多数继发于急性或慢性软脑膜感染,以结核最为常见,颅脑外伤、蛛网膜下腔异物刺激、颅外感染也可引起,以蛛网膜急慢性炎症性损害为病理基础。

一、病因

引起本病的主要原因大致包括 3 个方面。

(一)特发性蛛网膜炎

部分患者的病因尚不明确。

(二)继发性蛛网膜炎

既可继发于颅内疾病,又可继发于颅外的疾病,颅内见于蛛网膜下腔出血、急性或慢性脑膜感染、颅脑外伤、脑寄生虫病等;颅外分为局灶性和全身性感染,前者如中耳炎、鼻及鼻窦炎、乳突炎、龋齿、咽喉部感染等;后者如结核、流行性感冒、梅毒、流行性腮腺炎、风湿热、伤寒、百日咳、白喉、败血症、疟疾等,其中以结核、流行性感冒最常见。

(三)医源性蛛网膜炎

见于诊疗操作过程中所引起的蛛网膜炎,如脑室或髓鞘内药物注射、脑池造影检查、颅脑手术及介入治疗等。

二、病理

蛛网膜呈弥漫性或局限性增厚,常与硬脑膜、软脑膜,甚至脑组织、脑神经发生粘连。有的形成囊肿,其中含脑脊液。脑蛛网膜炎粘连可以影响脑脊液循环及吸收,从而引起脑室扩大,形成脑积水。镜下见大量的炎性细胞浸润,网状结构层呈现纤维增殖型变化。脑部病变部位主要侵犯大脑半球凸面、脑底部、小脑半球凸面及脑桥小脑角。

三、临床表现

任何年龄均可发病,以中年多见,大多数患者以慢性或亚急性起病,少部分急性发病。根据起病的形式和病变部位不同,临床表现可以分为下列5型。

(一)急性弥漫型

急性弥漫型主要为急性脑膜炎综合征的表现,但程度较轻,局灶性神经系统体征不明显。症状数天或数周内可改善,或呈波动性发病。

(二)慢性弥漫型

慢性起病,除脑膜炎综合征的表现外,常伴有颅内压增高和脑神经损害的症状。

(三)半球凸面型

常有局限性癫痫,单瘫、偏瘫、失语、感觉障碍、精神及行为异常,临床表现与脑肿瘤相似。此外,还可伴有颅内压增高的症状。

(四)幕上脑底型

病变主要累及视交叉与第三脑室底部。视交叉损害表现为头痛、视力减退或失明、视野缺损,视神经检查可见一侧或两侧视力下降,单侧或双颞侧偏盲,中心暗点、旁中心暗点或向心性周边视野缩小,眼底可见视神经盘水肿或视神经萎缩。第三脑室底部损害表现为烦渴、尿崩、肥胖、嗜睡、糖代谢异常等。

(五)颅后窝型

病变堵塞第四脑室出口可造成阻塞性脑积水,常表现为颅内高压症、眼球震颤、共济失调及外展神经麻痹。病变累及脑桥小脑角常出现第Ⅴ、Ⅵ、Ⅶ、Ⅷ对脑神经损害及小脑体征等。

四、辅助检查

(一)实验室检查

脑脊液:压力正常或增高,细胞数及蛋白含量轻度增高,多数患者完全正常。

(二)影像学检查

CT 和 MRI 显示颅底部脑池闭塞及脑室扩大。脑 MRI 在 T_2 加权像上可见脑表面局部脑脊液贮积与囊肿形成。

(三)放射性核素脑显像

放射性核素脑池扫描可见核素在脑池及蛛网膜颗粒内淤积,吸收延迟。

五、诊断

根据发病前有蛛网膜下腔出血、头部外伤、颅内或颅外感染和脑室内介入治疗史,结合脑 CT 或 MRI 影像学改变,可以做出诊断。病因方面在排除继发性和医源性的蛛网膜炎外,应考虑特发性的可能。

六、治疗

(一)病因治疗

对已明确的细菌或结核分枝杆菌感染者必须应用抗生素或抗结核药物治疗。

(二)抗感染治疗

对弥漫性蛛网膜炎患者可应用肾上腺皮质激素治疗,如地塞米松 5～10 mg/d,静脉滴注,连用7～14 天。

(三)抗粘连治疗

解除粘连可用糜蛋白酶 5 mg 或胰蛋白酶 5～10 mg 肌内注射,每天 1 次。严重粘连的患者可髓鞘内注射糜蛋白酶或地塞米松,每周 1 次。药物治疗无效者可根据病情进行蛛网膜粘连松解术。

(四)颅内高压处理

有颅内高压者应给予高渗性脱水剂,如 20%甘露醇、甘油果糖等。经药物治疗无效、脑积水进行性加重或颅内压增高脑疝形成的早期患者,可施行脑脊液分流术。

(五)手术治疗

造成明显压迫症状的蛛网膜囊肿,可考虑手术摘除。

第二节 流行性脑脊髓膜炎

流行性脑脊髓膜炎简称流行性脑膜炎或流脑,是由脑膜炎奈瑟菌(Neisseria meningitidis,NM)引起的急性化脓性脑脊髓膜炎,具有发病急、变化多、传播快、流行广、危害大、死亡率高等特点。本病在临床上以突起发热、头痛、呕吐、皮肤黏膜瘀点和脑膜刺激征阳性,以及脑脊液呈化脓性改变为主要特征。严重者可出现感染性中毒性休克及脑实质损害,并危及生命。脑膜炎的主要病变部位在软脑膜和蛛网膜,表现为脑膜血管充血、炎症、水肿,可引起颅内压升高。暴发型脑膜脑炎病变主要在脑实质,引起脑组织充血、坏死、出血及水肿,颅内压显著升高,严重者发生脑疝而死亡。

流行病学调查表明,本病遍见于世界各国,呈散发或大、小流行,以儿童发病率为高。世界各大洲年发病率在(1～10)/10 万,全世界年新发流脑病例 30 万～35 万人,病死率为 5%～10%。从流脑的发病趋势看,发展中国家发病率高于发达国家,非洲撒哈拉以南的地区有"流脑流行带"之称,在流行年度可高达(400～800)/10 万。我国发病率低于 1/10 万,病死率在 6% 以下,呈周期性流行,一般 3～5 年为小流行,7～10 年为大流行。近年来,由于我国流动人口的增加,导致城镇发病年龄组发生变化,流行年发病人群在向高龄组转移。

一、病因与发病机制

(一)病因

脑膜炎奈瑟菌自鼻咽部侵入人体后,其发展过程取决于人体与病原菌之间的相互作用。如果人体健康且免疫力正常,则可迅速将病菌消灭或成为带菌者;如果机体缺乏特异性杀菌抗体,或者细菌的毒力强,病菌则从鼻咽部侵入血流形成菌血症或败血症,随血液循环再侵入脑脊髓膜形成化脓性脑脊髓膜炎。目前认为先天性或获得性 IgM 缺乏或减少,补体 C_3 或 C_3～C_9 缺乏易引起发病,甚至是反复发作或呈暴发型。此外,有人认为特异性 IgA 增多及其与病菌形成的免疫复合物亦是引起发病的因素。

脑膜炎奈瑟菌属奈瑟菌属,为革兰氏染色阴性双球菌,菌体呈肾形或豆形,多成对排列,或 4 个相连。该菌营养要求较高,用血液琼脂或巧克力培养基,在 35～37 ℃、含 5%～10% CO_2、pH 7.4～7.6 环境中易生长。低于 32 ℃ 或高于

41 ℃不能生长。传代 16～18 小时细菌生长旺盛,抗原性最强。本菌含自溶酶,如不及时接种易溶解死亡。本菌对外界环境抵抗力弱,不耐热,温度高于 56 ℃及干燥环境中极易死亡。对寒冷有一定的耐受力,对一般消毒剂敏感,如漂白粉、乳酸等 1 分钟死亡,紫外线照射 15 分钟死亡。

本菌的荚膜多糖是分群的依据,分为 A、B、C、D、X、Y、Z、29E、W135、H、I、K、L13 个菌群。此外,尚有部分菌株不能被上述菌群抗血清所凝集,称之为未定群,在带菌者分离的脑膜炎奈瑟菌中占 20％～50％,一般无致病能力。根据细菌壁脂蛋白多糖成分不同,还可进一步分成不同血清亚群。其中以 A、B、C 3 群最常见,占 90％以上,C 群致病力最强,B 群次之,A 群最弱。国内调查显示,流行期间 A 群带菌率与流脑发病呈平行关系,是主要流行菌株。但近年来流脑流行菌群的变迁研究结果显示,中国流脑患者及健康人群携带菌株中,C 群流脑菌株的比例呈上升趋势,流脑流行菌群正在发生从 A 群到 C 群的变化,C 群流脑在中国已经逐渐成为流行的优势菌群。

(二)发病机制

脑膜炎奈瑟菌从鼻咽部进入人体后,如人体健康或有免疫力,大多数情况下只在鼻咽部生长繁殖,而无临床症状(带菌状态)。部分可出现上呼吸道轻度炎症,出现流涕、咽痛、咳嗽等症状,而获免疫力。如人体免疫力低下、一时性下降或病菌毒力强时,细菌可经鼻咽部黏膜进入毛细血管和小动脉,侵入血液循环,部分感染者表现为暂时性菌血症,出现皮肤黏膜出血点,仅极少数患者由于缺乏特异性抗体,细菌通过自身荚膜多糖所具有的抗吞噬屏障作用避免自身被宿主清除,发展为败血症并出现迁徙性病灶如脑膜炎、关节炎、心肌炎、心包炎、肺炎等,其中以脑膜炎最多见。

引起脑膜炎和暴发型脑膜炎的物质主要是细菌释放的内毒素和肽聚糖,而不是病菌的整体作用。内毒素导致血管内皮细胞、巨噬细胞、星形细胞和胶质细胞损伤,使其产生大量的细胞因子、血管脂类和自由基等炎症介质,使血-脑屏障的通透性增高,引起脑膜的炎症反应。同时,这些炎症介质可引起脑血管循环障碍,导致脑血管痉挛、缺血及出血。内毒素还可以引起休克和 DIC,还可因皮肤、内脏广泛出血,造成多器官衰竭。严重脑水肿时,脑组织向小脑幕及枕骨大孔突出形成脑疝,出现昏迷加深、瞳孔变化及呼吸衰竭。

二、临床表现

本病可发生于任何年龄,5 岁以下儿童容易罹患,2 岁左右的婴幼儿患病率比较高,但近年来青年人发病的也不少见,因此,应高度警惕,加强防范。发病季节一般从冬末春初开始,4月份达到高峰,5月下旬逐步减少,冬春季节为流行高峰期,急性或暴发性发病,病前常有上呼吸道感染史,潜伏期多为2~3天。临床上病情常复杂多变,轻重不一。

(一)症状与体征

1.症状

发热、头痛、肌肉酸痛、食欲缺乏、精神萎靡等毒血症症状;幼儿哭啼吵闹、烦躁不安等。重者剧烈头痛、恶心,呕吐呈喷射样等高颅压征,意识障碍表现为谵妄、昏迷等。

2.体征

主要表现有脑膜刺激征,如颈项强直,或角弓反张,Kernig征和Brudzinski征阳性。

(二)临床分型与分期

根据临床表现分为普通型、暴发型、轻型和慢性败血症型。

1.普通型

占90%左右。病程经过分为4期。

(1)前驱期:大多数患者可无任何症状,部分患者有低热、咽喉疼痛、鼻咽黏膜充血、分泌物增多及咳嗽,少数患者常在唇周及其他部位出现单纯疱疹。此期采取鼻咽拭子做培养可以发现脑膜炎奈瑟菌阳性,前驱期可持续1~2天。

(2)败血症期:患者常无明显前驱症状,突然出现寒战、高热,伴头痛、肌肉酸痛、食欲减退及精神萎靡等毒血症症状;幼儿则有哭啼吵闹、烦躁不安、皮肤感觉过敏及惊厥等。半数以上患者皮肤黏膜可见瘀点或瘀斑,严重者瘀点或瘀斑成片,散在于全身皮肤。危重患者瘀斑迅速扩大,中央坏死或形成大疱,多数患者于1~2天内发展为脑膜炎期。

(3)脑膜炎期:症状多与败血症期症状同时出现,除持续高热和毒血症症状外,以中枢神经系统症状为主;大多数患者于发病后24小时左右出现脑膜刺激征,如颈后疼痛、颈项强直、角弓反张、Kernig征和Brudzinski征阳性,1~2天后患者进入昏迷状态。此期持续高热,头痛剧烈,呕吐频繁,皮肤感觉过敏,怕光,狂躁及惊厥、昏迷等。

婴幼儿发病常不典型,除高热、拒乳、烦躁及哭啼不安外,脑膜刺激征可阙如。但惊厥、腹泻及咳嗽较成人多见,由于颅内压增高,可有前囟突出,但有时往往因呕吐频繁、高热失水而反见前囟下陷,给临床诊断带来一定困难,应加以鉴别。多数患者通常在2~5天进入恢复期。

(4)恢复期:经治疗后体温逐渐降至正常,皮疹开始消退,症状逐渐好转,神经系统检查正常,约10%的患者出现口唇疱疹,患者一般在1~3周痊愈。

2.暴发型

少数患者起病急骤,病情凶险,如不及时抢救,常于24小时之内死亡。病死率高达50%,婴幼儿可达80%。

(1)休克型:本型多见于儿童。突起高热、头痛、呕吐,精神极度萎靡。常在短期内全身出现广泛瘀点、瘀斑,且迅速融合成大片,皮下出血,或继以大片坏死。面色苍灰,唇周及指端发绀,四肢厥冷,皮肤呈花纹样,脉搏细速,血压明显下降。脑膜刺激征大都阙如,易并发DIC。脑脊液大多清亮,细胞数正常或轻度增加,血及瘀点培养常为阳性。若不及时抢救多在24小时内死亡。

(2)脑膜脑炎型:亦多见于儿童。除具有严重的中毒症状外,患者频繁惊厥迅速陷入昏迷;有阳性锥体束征及两侧反射不等;血压持续升高,部分患者出现脑疝,如小脑扁桃体疝入枕骨大孔内,压迫延髓,此时患者昏迷加深,瞳孔先缩小很快散大;双侧肌张力增高或强直,上肢多内旋,下肢伸展呈去大脑强直状态;呼吸不规则,快慢深浅不匀,或为抽泣样,或为点头样,或为潮式,此类呼吸常提示呼吸有突然停止的可能。

(3)混合型:是本病最严重的一型,病死率常高达80%,兼有两种暴发型的临床表现,常同时或先后出现。

3.轻型

多发生于流脑流行后期,起病较缓,病变轻微,临床表现为低热、轻微头痛及咽痛等上呼吸道症状,皮肤可有少数细小出血点和脑膜刺激征,脑脊液多无明显变化,咽拭子培养可有病原菌。

4.慢性败血症型

本型不多见,多发于成人,病程迁延数周或数月。临床表现为间歇性发热,反复出现寒战、高热,皮肤瘀点、瘀斑,少数患者脾大,关节疼痛亦多见,发热时关节疼痛加重呈游走性。也可发生化脓性脑膜炎、心内膜炎或肾炎导致病情恶化。

三、辅助检查

(一)血常规

白细胞计数明显增高,一般在20×10^9/L左右,高者可达40×10^9/L或以上。

以中性粒细胞增多为主,有时高达 90% 以上,核左移,有时出现类白血病反应。并发 DIC 者血小板减少。

(二)脑脊液检查

脑脊液检查是诊断流脑的重要依据。对颅内压增高的患者,腰椎穿刺时要慎重,穿刺时不宜将针芯全部拔出,而应缓慢放出少量脑脊液做检查。穿刺后患者应平卧 6~8 小时以上,以防引起脑疝。必要时先给予脱水剂。

脑脊液在病程初期可见压力升高、外观仍清亮,稍后则混浊似脓样,细胞数、蛋白质含量和葡萄糖含量尚无变化,白细胞数常达 $1\,000\times10^6/L$ 以上,以中性粒细胞为主。在典型的脑膜炎期,压力明显升高,外观呈混浊米汤样或脓样,白细胞数常明显升高,绝大多数为中性粒细胞。蛋白质含量显著增高,葡萄糖含量明显降低,有时甚或测不出,氯化物含量降低。如临床上表现为脑膜炎而病程早期脑脊液检查正常者,则应于 12~24 小时后再复查脑脊液,以免漏诊。

(三)细菌学检查

1.涂片检查

涂片检查包括皮肤瘀点和脑脊液沉淀涂片检查。皮肤瘀点检查时,用针尖刺破瘀点上的皮肤,挤出少量血液和组织液涂于载玻片上,革兰氏染色后镜检,阳性率为 60%~80%。此法简便易行,是早期诊断的重要方法之一;脑脊液沉淀涂片染色,有脑膜炎症状的患者阳性率为 50%,无症状患者阳性率<25%。

2.细菌培养

抽取患者静脉血 5 mL 进行血培养,皮肤瘀点刺出液或脑脊液培养,阳性率约为 30%。应在使用抗菌药物前进行检测,阳性结果可确诊,还可进行分群鉴定,应同时做药物敏感试验。

(四)血清免疫学检查

1.抗原测定

测定细菌抗原的免疫学试验主要有对流免疫电泳、乳胶凝集试验、金黄色葡萄球菌 A 蛋白协同凝集试验、酶联免疫吸附试验或免疫荧光法、反向被动血凝试验等,其用以检测血液、脑脊液或尿液中的荚膜多糖抗原。一般在病程 1~3 天内可出现阳性。较细菌培养阳性率高,方法简便、快速、敏感、特异性强,有助于早期诊断。

2.抗体测定

测定抗体的免疫学试验有间接血凝试验(indirect hemagglutination test,

IHT)、杀菌抗体试验及放射免疫分析法(radioimmunoassay,RIA)检测,阳性率约在70%。固相放射免疫分析法(SPRIA)可定量检测 A 群脑膜炎奈瑟菌特异性抗体,阳性率高达90%,明显高于其他方法,但因抗体升高较晚,故不能作为早期诊断指标。如恢复期血清效价大于急性期4倍以上,则有诊断价值。

(五)其他实验室检查

1.奈瑟菌属鉴定

用专有酶进行快速鉴定 APINH 系统,鉴定奈瑟菌属细菌的时间已由48小时缩短到4小时,是比较快速的一种鉴定方法。

2.放射免疫分析法检测脑脊液微球蛋白

此项检测更敏感,早期脑脊液检查尚正常时此项检测即可升高,恢复期可正常,故有助于早期诊断、鉴别诊断、病情检测及预后判断。

3.核酸检测

应用 PCR 检测患者急性期血清或脑脊液中脑膜炎奈瑟菌的 DNA 特异片段是更敏感的方法,且不受早期抗生素治疗的影响。常规 PCR 的特异性为95%,敏感性为100%,可用于可疑性流脑病例的快速诊断,但仍有许多局限性;而荧光定量 PCR 更具有常规 PCR 无法比拟的优点。

(六)影像学检查

1.颅脑 CT 扫描

早期或轻型脑膜炎,CT 可无异常表现。若持续感染,CT 平扫可显示基底池、纵裂池和蛛网膜下腔密度轻度增高,原因是脑膜血管增生,炎症渗出。脑室变小、蛛网膜下腔消失,可能是脑皮质充血和白质水肿引起弥漫性脑肿胀。由于脑膜血管充血和血-脑屏障破坏,脑膜和脑皮质在静脉注射造影剂后可以有异常的带状或脑回样强化。同时 CT 检查还有助于发现化脓性脑膜炎的并发症和后遗症。

2.颅脑 MRI 扫描

对脑膜炎的早期非常敏感,早期炎症表现为病灶边界不清、范围较大的 T_1WI 低信号、T_2WI 高信号。同时可见斑片状不均匀轻度强化。脑膜炎早期表面的炎症波及脑膜,局部脑膜有强化;后期呈 T_1WI 稍高信号,T_2WI 稍低信号。

(七)脑电图检查

以弥漫性或局限性异常慢波化背景活动为特征,少数有棘波、棘慢综合波,某些患者也可脑电图正常。

四、诊断与鉴别诊断

(一)诊断

(1)本病在冬春季节流行,多见于儿童,大流行时成人亦不少见。

(2)突起高热、头痛、呕吐,皮肤黏膜瘀点、瘀斑(在病程中增多并迅速扩大),脑膜刺激征阳性,当患者迅速出现脑实质损害或感染性休克临床症状时提示暴发型,应引起重视。

(3)外周血象中白细胞计数明显增高,脑脊液检查及细菌学检查阳性即可确诊,免疫学检查阳性率较高,有利于早期诊断。

(二)鉴别诊断

1.流行性乙型脑炎

夏秋季流行,发病多集中于 7～9 月,有蚊虫叮咬史,起病后脑实质损害严重,惊厥、昏迷较多见,皮肤一般无瘀点。脑脊液早期清亮,晚期微混,细胞数多在 $(100～500)×10^6/L$,很少超过 $1\,000×10^6/L$,中性多核细胞占多数,以后淋巴细胞占多数;蛋白质含量稍增加,糖含量正常或略高,氯化物含量正常。确诊有赖于双份血清补体结合试验、血凝抑制试验等,以及脑组织分离病毒。

2.虚性脑膜炎

某些急性严重感染患者(如伤寒、大叶性肺炎,以及其他细菌所致的败血症等)有显著毒血症时,可产生神经系统症状及脑膜刺激征,脑脊液除压力增高外,一般无其他变化。

3.病毒性脑膜炎

多种病毒可引起脑膜炎,多于 2 周内恢复。脑脊液检查,外观正常,白细胞计数多在 $1\,000×10^6/L$ 以内,一般在 $50×10^6/L$ 至 $100×10^6/L$ 或 $200×10^6/L$ 之间,淋巴细胞达 $90\%～100\%$。糖及氯化物含量正常,蛋白含量稍增加。涂片及细菌培养检查无细菌发现。外周血白细胞计数不高。

4.中毒性痢疾

发病更急,一开始即有高热,抽搐发生较早,有些患者有脓血便,如无大便,可用生理盐水灌肠后,留粪便标本镜检,可发现脓细胞。

5.结核性脑膜炎

多有结核史,可能发现肺部结核病灶,起病缓慢,伴有低热、盗汗、消瘦等症状,无瘀点和疱疹。结核菌素试验阳性,脑脊液的细胞数为数十至数百个,以淋巴细胞为主。脑脊液在试管内放置12～24 小时有薄膜形成,薄膜和脑脊液沉淀涂片抗酸染色可检出结核分枝杆菌。

6.其他化脓性脑膜炎

患者身体其他部位可同时存在化脓性病灶或出血点。脑脊液混浊或脓性，白细胞数多在 $2\,000×10^6/L$ 以上，有大量脓细胞，涂片或细菌培养检查可发现致病菌。确切的诊断需有赖于脑脊液、血液细菌学和免疫学检查。

7.流行性腮腺炎脑膜脑炎

多有接触腮腺炎患者的病史，多发生在冬春季节，注意检查腮腺是否肿胀。临床上有先发生脑膜脑炎后出现腮腺肿大者，如腮腺肿胀不明显，可做血和尿淀粉酶测定。

五、治疗

流脑的西医治疗以大剂量磺胺嘧啶、青霉素、头孢菌素类、氯霉素等抗菌治疗为主，并注意抗休克、纠正血压、纠正酸中毒、减轻脑水肿、止痉等对症治疗。

（一）一般治疗

必须强调早期诊断，就地住院隔离治疗。保持病室环境安静，室内空气流通，卧床休息，饮食以高热量、富于营养的流质或半流质为宜。对昏迷不能进食的患者，可适当静脉输入液体，注意纠正水、电解质及酸碱平衡紊乱，使每天尿量保持在 $1\,000$ mL 以上。昏迷者应加强口腔和皮肤黏膜的清洁护理，防止压疮、呼吸道感染、泌尿道感染及角膜溃疡发生。密切观察血压、脉搏、体温、意识、瞳孔、呼吸等生命体征的变化。

（二）抗生素

一旦高度怀疑脑膜炎奈瑟菌感染，应在 30 分钟内给予抗生素治疗，做到早期足量应用抗生素，病情严重者可联合应用两种以上抗菌药物。

1.青霉素

青霉素在脑脊液中的浓度为血液浓度的 $10\%～30\%$，大剂量静脉滴注使脑脊液内迅速达到有效杀菌浓度。维持时间长达 4 小时以上。迄今未发现耐青霉素菌株。青霉素剂量：儿童每天 $(2～4)×10^5$ U/kg，成人每天 $2×10^5$ U/kg，分次静脉滴注，可每次用 $(3.2～4)×10^6$ U，静脉滴注，每 8 小时 1 次；疗程为 $5～7$ 天。青霉素不宜行鞘内注射，因可引起发热、肌肉颤搐、惊厥、脑膜刺激征、呼吸困难、循环衰竭等严重不良反应。

2.磺胺药

磺胺嘧啶易透过血-脑屏障，在脑脊液中的浓度较高，是治疗普通型的常用药物。但本药对败血症期患者疗效欠佳，有较大的不良反应，一般用于对青霉素过敏者、轻症患者或流行期间大面积治疗者。常用量为成人 6～8 g/d，儿童 75～100 mg/(kg·d)，分 4 次口服，首次加倍。由于原药在偏酸性的尿液中易析出结晶，可损伤肾小管而引起结晶尿、血尿、腰痛、少尿、尿闭，甚至尿毒症，故应用时给予等量碳酸氢钠及足量水分（使成人每天尿量保持在 1 200 mL 以上）。注意血尿、粒细胞减少、药物疹及其他毒性反应的发生。对病情较重，或频繁呕吐，不能口服的患者，可用 20% 磺胺嘧啶钠注射液 50 mg/kg 稀释后静脉滴注或静脉推注，病情好转后改为口服。疗程为 5～7 天。其次，磺胺甲基嘧啶、磺胺二甲基嘧啶或磺胺甲噁唑也可选用，疗程为 5～7 天，重症患者可适当延长。停药以临床症状消失为指标，不必重复腰椎穿刺。如菌株对磺胺药敏感，患者于用药后 1～2 天体温下降，神志转为清醒，脑膜刺激征于 2～3 天内减轻而逐渐消失。若用药后一般情况及脑膜刺激征在 1～2 天无好转或加重者，可能为耐磺胺药菌株引起，改用其他抗生素，必要时重复腰椎穿刺及再次脑脊液常规培养、做药物敏感试验。近年来，脑膜炎奈瑟菌耐磺胺药菌株不断增加，故提倡改青霉素为首选药物。

3.氯霉素

易透过血-脑屏障，在脑脊液中的浓度为血液浓度的 30%～50%，适用于青霉素过敏和不宜用磺胺药的患者，或病情危重需要用两种抗菌药物，以及原因未明的化脓性脑膜炎患者。脑膜炎奈瑟菌对其非常敏感，剂量为成人 2～3 g/d，儿童 40～50 mg/(kg·d)，分次口服或肌内注射，疗程为 5～7 天。重症患者可联合应用青霉素、氯霉素。使用氯霉素应密切注意其不良反应，尤其对骨髓的抑制，新生儿、老人慎用。

4.氨苄西林

氨苄西林对脑膜炎奈瑟菌、流感嗜血杆菌和肺炎链球菌均有较强的抗菌作用，故适用于病原菌尚未明确的 5 岁以下的流脑患儿。剂量：肌内注射，每天按体重 50～100 mg/kg，分 4 次给药；静脉滴注或静脉注射，每天按体重 100～200 mg/kg，分 2～4 次给药，疗程为 5～7 天。本品不良反应与青霉素相仿，以变态反应较常见，大剂量氨苄西林静脉给药可发生抽搐等神经系统毒性症状，应予以注意。

5.第三代头孢菌素

此类药物对脑膜炎奈瑟菌抗菌活性强，易透过血-脑屏障，不良反应少，适用于病情危重，且又不能使用青霉素 G 或氯霉素的患者。

（1）首选头孢曲松钠：抗菌活性强，重症患者对青霉素过敏或耐药者可选用。成人和 12 岁以上儿童 2～4 g/d，儿童 75～100 mg/(kg·d)，分1～2 次静脉滴注或静脉注射，疗程为5～7 天。

（2）头孢噻肟钠：常用量成人 2～6 g/d，儿童 50～100 mg/(kg·d)，分 2～3 次静脉滴注或静脉注射。成人严重感染者每 6～8 小时 2～3 g，1 天最高剂量不超过 12 g，疗程为5～7 天。

（三）控制脑水肿

头部降温以防治脑水肿。及时控制减轻脑水肿的关键是早期发现颅压增高，及时脱水治疗，防止脑疝。

1.甘露醇

20％甘露醇 125 mL 静脉滴注，4～6 次/天。对于有脑疝先兆者，用甘露醇 250 mL 快速静脉滴注或静脉推注，可同时交替合用呋塞米，每次 20～40 mg，直到颅内高压症状好转。

2.甘油果糖

10％甘油果糖 250 mL，1～2 次/天，静脉滴注。

3.七叶皂苷钠

七叶皂苷钠 20～25 mg 加入 5％葡萄糖注射液 250 mL 静脉滴注，每天1 次。七叶皂苷钠有抗感染、抗渗出、增加静脉张力、降低水肿及改善微循环的作用。在用药过程中，应注意循环血容量的补充，可使患者保持轻度脱水状态。为减轻毒血症，降低颅内压，加强脱水疗效，可同时应用糖皮质激素。

4.人血清蛋白

5～10 g，1～2 次/天，静脉滴注。

（四）呼吸衰竭治疗

吸氧，吸痰，给予洛贝林、尼可刹米、二甲弗林、哌甲酯等呼吸中枢兴奋剂。呼吸停止时应立即行气管插管或气管切开，进行间歇正压呼吸。

（五）抗休克治疗

休克患者的变化十分迅速。抗休克治疗必须抢时间，抓关键，全力以赴地采用各种措施，力求改善微循环功能，恢复正常代谢。如患者面色青灰、皮肤湿冷、花斑、发绀、眼底动脉痉挛、血压下降，呈休克状态时，可应用微循环改善剂。大量反复应用有颜面潮红、躁动不安、心率增快、尿潴留等不良反应。

1.补充血容量

有效血容量不足是感染性休克的突出矛盾,只有及时补足血容量,改善微循环和每搏排出量,才能力争短时期内改善微循环,逆转休克。静脉快速滴注低分子右旋糖酐,每天 500～1 000 mL。然后根据休克纠正程度、血压、尿量、中心静脉压等,加用平衡液、葡萄糖氯化钠注射液。可根据先盐后糖、先快后慢,见尿补钾,适时补充血浆、清蛋白等胶体溶液。

2.扩容改善微循环

(1)山莨菪碱(654-2):每次 10～20 mg,静脉注射;儿童每次0.5～1 mg/kg,每 15～30 分钟注射 1 次。直至血压上升、面色红润、四肢转暖、眼底动脉痉挛缓解后,可延长至 0.5～1 小时注射 1 次;待血压稳定,病情好转后改为 1～4 小时注射 1 次。

(2)东莨菪碱:成人每次用量 1 mg,儿童为每次 0.01～0.02 mg/kg,静脉注射,10～30 分钟注射 1 次,减量同上。

(3)阿托品:每次 0.03～0.05 mg/kg,以 0.9％氯化钠注射液稀释静脉注射,每 10～30 分钟注射 1 次,减量同上。

在经上述处理后,如休克仍未纠正,可应用血管活性药物,一般首选多巴胺,剂量为每分钟 2～6 μg/kg,根据血压情况调整速度和浓度。其他还有酚妥拉明 5～10 mg 或酚苄明每次 0.5～1.0 mg/kg,加入液体内缓慢静脉滴注。

上述药物应用后,若动脉痉挛有所缓解,而血压仍有波动或不稳定,可给予间羟胺 20～30 mg 静脉滴注或与多巴胺联合应用。

3.抗凝治疗

经积极抗休克治疗,病情未见好转,临床疑有 DIC,皮肤黏膜出血点即使未见增加,也应考虑有 DIC 存在,应做有关凝血及纤溶的检查,并开始肝素治疗;若皮肤瘀点不断增多,且有融合成瘀斑的趋势,不论有无休克,均可应用肝素治疗,剂量每次为 0.5～1 mg/kg,静脉推注或加于100 mL溶液内缓慢静脉滴注,以后每 4～6 小时可重复 1 次,一般 1～2 次即可。用肝素时应做试管法凝血时间测定,使凝血时间控制在正常 2 倍左右(15～30 分钟)。用肝素后可输新鲜血液以补充被消耗的凝血因子。如果有继发纤溶征象,可试用6-氨基己酸 4～6 g 加入 10％葡萄糖注射液 100 mL 内静脉滴注,或氨甲苯酸 0.1～0.2 g 加入 10％葡萄糖注射液内静脉滴注或静脉注射。低凝消耗伴纤溶亢进则应输新鲜全血、血浆、维生素 K 等,以补充被消耗的凝血因子。

(六)糖皮质激素

糖皮质激素有抗炎、抗过敏、抗休克、减轻脑水肿、降颅压等作用,对病情较重且没有明显激素禁忌证的患者可考虑小剂量短疗程应用。该类药可增强心肌收缩力,解除细菌内毒素造成的血管痉挛,从而减轻外周血管阻力,稳定细胞的溶酶体膜和减轻毒血症,并可抑制血小板凝集,对感染中毒性休克合并 DIC 者也有一定作用。常用量:地塞米松,成人 10~20 mg,儿童按 0.2~0.5 mg/(kg・d),分 1~2 次静脉滴注;氢化可的松100~500 mg/d,静脉滴注。病情控制后迅速减量停药。用药不得超过 3 天。

(七)对症治疗

1.镇静止痛

高热、头痛明显者,可用解热镇痛药如阿司匹林或吲哚美辛。痫性发作者给予地西泮、氯硝西泮、苯妥英钠、卡马西平及丙戊酸钠治疗等。

2.纠正酸中毒

感染中毒性休克往往伴有严重酸中毒,如不及时纠正,可使病情恶化和加重,可用 5%碳酸氢钠注射液(儿童每次 3 mL/kg;成人轻症 200~500 mL/d,危重者可用 500~800 mL/d)静脉滴注。也可先给总量的 1/3~1/2,以后根据病情及实验室检查结果酌情补充。

3.强心药物

心功能不全或心力衰竭者应及时给予洋地黄类强心药物,如毛花苷 C 0.2~0.4 mg 加 0.9%氯化钠注射液 20 mL 缓慢静脉注射。

第三节　结核性脑膜炎

结核性脑膜炎(tuberculous meningitis,TBM)是由结核分枝杆菌侵入蛛网膜下腔引起的软脑膜、蛛网膜非化脓性慢性炎症病变。在肺外结核中有 5%~15%的患者累及神经系统,其中又以结核性脑膜炎最为常见,约占神经系统结核的 70%。TBM 的临床表现主要有低热、头痛、呕吐、脑膜刺激征。TBM 任何年龄均可发病,以青少年多见。艾滋病患者、营养不良者、接触结核传染源者、精神病患者,老人、酒精中毒者是患病的高危人群。自 20 世纪 60 年代推广卡介苗接种后,本病发病率显著降低。近年来,因结核分枝杆菌的基因突变、抗结核药物研制相对滞后等,使得结核病的发病率及死亡率逐渐升高。

一、病因与发病机制

TBM 是由结核分枝杆菌感染所致。结核分枝杆菌可分为4型:人型、牛型、鸟型、鼠型。前两型对人类有致病能力,其他两型致病者甚少。结核分枝菌的原发感染灶 90% 发生于肺部。当机体防御功能发生障碍时;或结核分枝菌数量多,毒力大、机体不能控制其生长繁殖时,则可通过淋巴系统、血行播散进入脑膜、脑实质等部位。

TBM 的发病通常有以下两个途径。

(一)原发性扩散

结核分枝菌由肺部、泌尿生殖系、消化道等原发结核灶随血流播散到脑膜及软脑膜下种植,形成结核结节,在机体免疫力降低等因素诱发下,病灶破裂蔓延及软脑膜、蛛网膜及脑室。形成粟粒性结核或结核瘤病灶,最终导致 TBM。

(二)继发性扩散

结核分枝菌从颅骨或脊椎骨结核病灶直接进入颅内或椎管内。

TBM 的早期由于引起脑室管膜炎、脉络丛炎,导致脑脊液分泌增多,可并发交通性脑积水;由于结核性动脉内膜炎或全动脉炎,可发展成类纤维性坏死或完全干酪样化导致血栓形成,发生脑梗死而偏瘫等。

二、临床表现

本病可发生于任何年龄,约 80% 的病例在 40 岁以前发病,儿童约占全部病例的 20%。TBM 的临床表现与年龄有关,年龄越小者早期症状越不典型,儿童可以呈急性发病,发热、头痛、呕吐明显,酷似化脓性脑膜炎;艾滋病或特发性 $CD4^+$ 细胞减少者合并 TBM 时无反应或低反应的改变,临床症状很不典型;老年 TBM 患者头痛及呕吐症状、颅内高压征和脑脊液改变不典型,但结核性动脉内膜炎引起脑梗死的较多。一般起病隐匿,症状轻重不一,早期表现多为所谓"结核中毒症状",随病情进展,脑膜刺激征及脑实质受损症状明显。

(一)症状与体征

1.结核中毒症状

低热或高热,头痛,盗汗,食欲缺乏,全身倦怠无力,精神萎靡不振,情绪淡漠或激动不安等。

2.颅内高压征和脑膜刺激征

发热、头痛、呕吐及脑膜刺激征是 TBM 早期最常见的临床表现,常持续 1~2 周。早期由于脑膜、脉络丛和室管膜炎症反应,脑脊液生成增多,蛛网膜颗粒吸收下降,形成交通性脑积水,颅内压轻至中度增高;晚期蛛网膜、脉络丛和室管膜粘连,脑脊液循环不畅,形成完全或不完全梗阻性脑积水,颅内压明显增高,出现头痛、呕吐、视盘水肿,脉搏和呼吸减慢,血压升高。神经系统检查有颈强直、Kernig 征阳性、Brudzinski 征阳性,但婴儿和老人脑膜刺激征可不明显;颅内压明显增高者可出现视盘水肿、意识障碍,甚至发生脑疝。

3.脑实质损害症状

常在发病 4~8 周出现,可由脑实质炎症,或血管炎引起脑梗死;或结核瘤、结核结节等可致抽搐、瘫痪、精神障碍及意识障碍等。偏瘫多为结核性动脉炎使动脉管腔狭窄、闭塞引起脑梗死所致;四肢瘫可能由于基底部浓稠的渗出物广泛地浸润了中脑的动脉引起缺血、双侧大脑中动脉或双侧颈内动脉梗死所致。不自主运动常由于丘脑下部或纹状体血管炎症所致,但较少见。急性期可表现为轻度谵妄状态,定向力减退,甚至出现妄想、幻觉、焦虑、恐怖或木僵状态,严重者可致深昏迷。晚期可有智力减退,行为异常。部分患者临床好转后,尚可遗留情感不稳、发作性抑郁等。

4.脑神经损害症状

20%~31.3%的 TBM 因渗出物刺激及挤压、粘连等引起脑神经损害,以单侧或双侧视神经、动眼神经、展神经多见,引起复视、斜视、眼睑下垂、眼外肌麻痹、一侧瞳孔散大、视力障碍等;也可引起面神经瘫痪、吞咽及构音障碍等。

(二)临床分期

1.前驱期

多在发病后 1~2 周。开始常有低热、盗汗、头痛、恶心、呕吐、情绪不稳、易激动、便秘、体重下降等。儿童患者常有性格的改变,如以往活泼愉快的儿童,变得精神萎靡、易怒、好哭、睡眠不安等。

2.脑膜炎期

多在发病后 2~4 周。因颅内压增高使头痛加重,呕吐变为喷射状,部分患者有恶寒、高热、严重头痛,意识障碍轻,可见脑神经麻痹(多为轻瘫,出现的概率由高至低依次为展神经、动眼神经、三叉神经、滑车神经、面神经、舌咽神经、迷走神经、副神经、舌下神经),脑膜刺激征与颈项强直明显,深反射活跃。Kernig 征与 Brudzinski 征阳性,嗜睡与烦躁不安相交替,可有癫痫发作。婴儿可前囟饱满或膨隆,眼底检查可发现脉络膜上血管附近有圆形或长圆形灰白色、外围黄色的结核结节及视盘水肿。随病程进展,颅内压增高日渐严重,脑脊液循环、吸收障碍发生脑积水。脑血管炎症所致脑梗死累及大脑动脉导致偏瘫及失语等。

3.晚期

多在发病后 4 周以上。以上症状加重,脑功能障碍日渐严重,昏迷加重,可有较频繁的去大脑强直或去皮质强直性发作,大小便失禁,常有弛张高热、呼吸不规则或潮式呼吸,血压下降,四肢肌肉松弛,反射消失,严重者可因呼吸中枢及血管运动中枢麻痹而死亡。

(三)临床分型

1.浆液型

浆液型即浆液性结核性脑膜炎,是由邻近结核病灶引起但未发展成具有明显症状的原发性自限性脑膜反应。主要病变是脑白质水肿。可出现轻度头痛、嗜睡和脑膜刺激征,脑脊液淋巴细胞数轻度增高,蛋白含量正常或稍高,糖含量正常。有时脑脊液完全正常。呈自限性病程,一般 1 个月左右即自然恢复。本型只见于儿童。

2.颅底脑膜炎型

局限于颅底,常有多脑神经损害,部分病例呈慢性硬脑膜炎表现。

3.脑膜脑炎型

早期未及时抗结核治疗,患者脑实质损害,出现精神症状、意识障碍、颅压增高、肢体瘫痪等。

三、辅助检查

(一)血液检查

1.血常规

血常规检查大多正常,部分病例在发病初期白细胞轻、中度增加,中性粒细胞增多,血沉增快。

2.血液电解质

部分患者伴有血管升压素异常分泌综合征,可出现低钠和低氯血症。

(二)免疫检查

约半数患者皮肤结核菌素试验为阳性。小儿阳性率可达 93%,但晚期病例、使用激素后则多数阴性;前者往往揭示病情严重,机体免疫反应受到抑制,预后不良,故阴性不能排除结核。卡介苗皮肤试验(冻干的卡介苗新鲜液皮内注射0.1 mL)24～48 小时出现硬丘疹直径 5 mm 以上为阳性,其阳性率可达 85％。

(三)脑脊液检查

1.常规检查

(1)性状:疾病早期脑脊液不一定有明显改变,当病程进展时脑脊液压力增高,可达 4 kPa(400 mmH$_2$O)以上,晚期可因炎症粘连、椎管梗阻而压力偏低,甚至出现"干性穿刺";脑脊液外观无色透明,或呈毛玻璃样的混浊,静置 24 小时后约 65％出现白色网状薄膜。后期有的可呈黄变;偶有因渗血或出血而呈橙黄色。

(2)细胞数:脑脊液白细胞数呈轻到中度增高[(50～500)×10^6/L],86％以淋巴细胞为主。

2.生化检查

(1)蛋白质:脑脊液蛋白含量中度增高,通常达 1～5 g/L,晚期患者有椎管阻塞可高达 10～15 g/L,脑脊液呈黄色,一般病情越重蛋白含量越高。

(2)葡萄糖:脑脊液中葡萄糖含量多明显降低,常在 1.65 mmol/L 以下。在抽取脑脊液前 1 小时应采血的同时测定血糖,脑脊液中的葡萄糖含量为血糖含量的 1/2～2/3(脑脊液中葡萄糖含量正常值为 4.5～6.0 mmol/L),如果 TBM 患者经过治疗后脑脊液糖含量仍低于 1.1 mmol/L,提示预后不良。

(3)氯化物:正常脑脊液氯化物含量 120～130 mmol/L,较血氯水平高,为血中的 1.2～1.3 倍。脑脊液中的氯化物容易受到血氯含量波动的影响,氯化物含量降低常见于结核性脑膜炎、细菌性脑膜炎等,尤以 TBM 最为明显。

值得注意的是,TBM 时脑脊液的常规和生化改变与机体的免疫反应性有关,对无反应或低反应者,往往 TBM 的病理改变明显,而脑脊液的改变并不明显,例如艾滋病患者伴 TBM 时即可如此。

3.脑脊液涂片检查细菌

常用脑脊液 5 mL 经 3 000 转/分钟离心 30 分钟,沉淀涂片找结核分枝杆菌。方法简便、可靠,但敏感性较差,镜检阳性率较低(20％～30％),薄膜涂片反复检查阳性率稍高(57.9％～64.6％)。

4.脑脊液结核分枝杆菌培养

脑脊液结核分枝杆菌培养是诊断结核感染的金标准,但耗时长且阳性率低(10％左右)。结核分枝杆菌涂片加培养阳性率可达 80％,但需时 2～5 周;涂片加培养再加豚鼠接种的阳性率可达 80％～90％。

5.脑脊液酶联免疫吸附试验

可检测脑脊液中的结核分枝杆菌可溶性抗原和抗体,敏感性和特异性较强,但病程早期阳性率仅为16.7%;如用 ABC-ELISA 测定脑脊液的抗结核抗体,阳性率可达70%～80%;ELISA 测定中性粒细胞集落因子的阳性率也可达90%左右。随着病程延长,阳性率增加,也存在假阳性可能。

6.脑脊液聚合酶链反应(PCR)检查

早期诊断率高达80%,应用针对结核分枝杆菌 DNA 的特异性探针可检测出痰和脑脊液中的小量结核分枝杆菌,用分子探针可在1小时查出结核分枝杆菌。本法操作方便,敏感性高,但特异性不强,假阳性率高。

7.脑脊液腺苷脱氨酶(ADA)的检测

TBM 患者脑脊液中 ADA 显著增加,一般多超过10 U/L,提示细胞介导的免疫反应增高,区别于其他性质的感染,特别在成人的价值更大。

8.脑脊液免疫球蛋白测定

TBM 患者脑脊液免疫球蛋白含量多升高,一般以 IgG、IgA 含量增高为主,IgM 含量也可升高。病毒性脑膜炎仅 IgG 含量增高,化脓性脑膜炎为 IgG 及 IgM 含量增高,故有助于与其他几种脑膜炎鉴别。

9.脑脊液淋巴细胞转化试验

即 ^{3}H 标记胸腺嘧啶放射自显影法。测定在结核菌素精制蛋白衍化物刺激下,淋巴细胞转化率明显增高,具有特异性,有早期诊断意义。

10.脑脊液乳酸测定

正常人脑脊液乳酸(CSF-LA)测定为10～20 g/L,TBM 患者明显增高,抗结核治疗数周后才降至正常。此项测定有助于 TBM 的鉴别诊断。

11.脑脊液色氨酸试验

阳性率可达95%～100%。方法:取脑脊液2～3 mL,加浓盐酸5 mL 及2%甲醛溶液2滴,混匀后静置4～5分钟,再慢慢沿管壁加入0.06%亚硝酸钠溶液1 mL,静置2～3分钟,如两液接触面出现紫色环则为阳性。

12.脑脊液溴化试验

即测定血清与脑脊液中溴化物的比值。正常比值为3:1,TBM 时比值明显下降,接近1:1。

13.脑脊液荧光素钠试验

用10%荧光素钠溶液0.3 mL/kg 肌内注射,2小时后采集脑脊液标本,在自然光线下与标准液比色,如含量＞0.000 03%为阳性,阳性率较高。

(四)影像学检查

1.X 线检查

胸部 X 线检查如发现肺活动性结核病灶有助于本病诊断。头颅 X 线片可见颅内高压的现象,有时可见蝶鞍附近的基底部和侧裂处有细小的散在性钙化灶。

2.脑血管造影

其特征性改变为脑底部中小动脉的狭窄或闭塞。血管狭窄与闭塞的好发部位为颈内动脉虹吸部和大脑前、中动脉的近端,还可出现继发性侧支循环建立。脑血管造影异常率占半数以上。

3.CT 检查

可发现脑膜钙化、脑膜强化、脑梗死、脑积水、软化灶、脑实质粟粒性结节和结核瘤、脑室扩大、脑池改变及脑脓肿等改变。

4.MRI 检查

可显示脑膜强化,以及坏死、结节状强化物、脑室系统扩大、积水、视交叉池及环池信号异常;脑梗死主要发生在大脑中动脉皮质区与基底节;结核瘤呈大小不等的圆形信号,T_2WI 上中心部钙化呈低信号,中心部为干酪样改变则呈较低信号,其包膜呈低信号,周围水肿呈高信号,化脓性呈高信号,T_1WI 显示低信号或略低信号。

(五)脑电图检查

TBM 脑电图异常率为 $11\% \sim 73\%$。成人 TBM 早期多为轻度慢波化,小儿可为高波幅慢波,严重者显示特异性、广泛性 $0.5 \sim 3c/s$ 慢波。炎症性瘢痕可出现发作性棘波、尖波或棘(尖)慢综合波或局限性改变。随治疗后症状好转,脑电图亦有改善,且脑电图一般先于临床症状改善。

四、诊断与鉴别诊断

(一)诊断

根据结核病史或接触史,呈亚急性或慢性起病,常有发热、头痛、呕吐、颈项强直和脑膜刺激征,脑脊液有淋巴细胞数增多、糖含量降低;颅脑 CT 或 MRI 有脑膜强化,就要考虑到 TBM 的可能性。脑脊液的抗酸杆菌涂片、结核分枝杆菌培养和 PCR 检测可作出 TBM 的诊断。

(二)鉴别诊断

婴幼儿、老年人、艾滋病患者、特发性 $CD4^+$ 降低者 TBM 临床表现往往不典型或抗结核治疗效果不好者需要与下列疾病鉴别。

1.新型隐球菌性脑膜炎

呈亚急性或慢性起病,脑脊液改变与 TBM 类似。新型隐球菌性脑膜炎颅内高压特别明显,脑神经损害出现比 TBM 晚,脑脊液糖含量降低特别明显。临床表现及脑脊液改变酷似结核性脑膜炎,但新型隐球菌性脑膜炎起病更缓,病程长,可能有长期使用免疫抑制药及抗肿瘤药史,精神症状比结核性脑膜炎重,尤其是视力下降最为常见。新型隐球菌性脑膜炎多无结核中毒症状,脑脊液涂片墨汁染色可找到隐球菌。临床上可与结核性脑膜炎并存,应予注意。

2.化脓性脑膜炎

重症 TBM 临床表现与化脓性脑膜炎相似,脑脊液细胞数$>1\,000\times10^6$/L,分类以中性粒细胞为主,需要与化脓性脑膜炎鉴别。脑脊液乳酸含量>300 mg/L有助于化脓性脑膜炎的诊断;反复腰椎穿刺、细菌培养、治疗试验可进一步明确诊断。

3.病毒性脑膜炎

发病急、早期脑膜刺激征明显,高热者可伴意识障碍,1/3 的患者首发症状为精神症状。脑脊液无色透明,无薄膜形成,糖及氯化物含量正常。虽然 TBM 早期或轻型病例脑脊液改变与病毒性脑膜炎相似,但后者 4 周左右明显好转或痊愈,病程较 TBM 短,可资鉴别。

4.脑膜癌

脑脊液可以出现细胞数及蛋白含量增高、糖含量降低,容易与 TBM 混淆。但多数患者颅内高压的症状明显,以头痛、呕吐、视盘水肿为主要表现,病程进行性加重,脑脊液细胞检查可发现肿瘤细胞,颅脑 CT/MRI 检查或脑膜活检有助于明确诊断。

五、治疗

TBM 的抗结核治疗应遵循早期、适量、联合、全程和规范治疗的原则,并积极处理颅内高压、脑水肿、脑积水等并发症。

(一)一般对症处理

应严格卧床休息,精心护理,加强营养支持疗法,注意水、电解质平衡;意识障碍或瘫痪患者注意变换体位,防止肺部感染及压疮的发生。

(二)抗结核治疗

治疗原则是早期、适量、联合、全程和规范用药。遵循治疗原则进行治疗是提高疗效、防止复发和减少后遗症的关键。只要患者临床症状、体征及辅助检查高度提示本病,即使抗酸染色阴性亦应立即开始抗结核治疗。选择容易通过血-脑屏障、血脑脊液屏障的药物,以及杀菌作用强、毒性低的药物联合应用。在症状、体征消失后,仍应维持用药 1.5～2 年。

常用抗结核药物:主要的一线抗结核药物的用量(儿童和成人)、用药途径及用药时间见表 6-1。

表 6-1　主要的一线抗结核药物

药物	儿童日用量	成人日用量	用药途径	用药时间
异烟肼	10～20 mg/kg	600 mg,1 次/天	静脉,口服	1～2 年
利福平	10～20 mg/kg	450～600 mg,1 次/天	口服	6～12 个月
吡嗪酰胺	20～30 mg/kg	1 500 mg/d,500 mg,3 次/天	口服	2～3 个月
乙胺丁醇	15～20 mg/kg	750 mg,1 次/天	口服	2～3 个月
链霉素	20～30 mg/kg	750 mg,1 次/天	肌内注射	3～6 个月

1.异烟肼(isoniazid,INH)

可抑制结核分枝杆菌 DNA 合成,破坏菌体内酶活性干扰分枝菌酸合成,对细胞内、外结核分枝杆菌均有杀灭作用,易通过血-脑屏障,为首选药。主要不良反应有周围神经病、肝损害、精神异常和癫痫发作。为了预防发生周围神经病,用药期间加用维生素 B_6。

2.利福平(rifampicin,RFP)

杀菌作用与异烟肼相似,较链霉素强,主要在肝脏代谢,经胆汁排泄。RFP与细菌的 RNA 聚合酶结合,干扰 mRNA 的合成,对细胞内、外的结核分枝杆菌均有杀灭作用,其不能透过正常的脑膜,只部分通过炎症性脑膜,是治疗的常用药物。维持 6～12 个月,与异烟肼合用时,对肝脏有较大的毒性作用,故在服药期间,注意肝功能情况,有损害迹象即应减少剂量。利福喷汀是一种长效的利福平衍生物,不良反应较利福平少,成人口服 600 mg,1 次/天。

3.吡嗪酰胺(pyrazinamide,PZA)

本品为烟酰胺的衍生物,具有抑菌和杀菌作用,PZA 对吞噬细胞内的结核分枝杆菌杀灭作用较强,作用机制是干扰细菌内的脱氢酶,使细菌对氧利用障碍。在酸性环境下,有利于发挥抗菌作用,pH5.5 时杀菌作用最强,与异烟肼或利福平合用，可防止耐药性的产生，并可增强疗效。能够自由通过正常和炎症性脑膜，是治疗 TBM 的重要抗结核药物，与其他抗结核药无交叉耐药性。主要用于对其他抗结核药产生耐药的病例。常见不良反应有肝损害、关节炎（高尿酸所致，表现为肿胀、强直、活动受限）、眼和皮肤黄染等。

4.乙胺丁醇（ethambutol，EMB）

乙胺丁醇是一种有效的口服抗结核药，通过与结核菌内的二价锌离子络合，干扰多胺和金属离子的功能，影响戊糖代谢和脱氧核糖核酸、核苷酸的合成，抑制结核分枝杆菌的生长，杀菌作用较吡嗪酰胺强，经肾脏排泄。对生长繁殖状态的结核分枝杆菌有杀灭作用，对静止状态的细菌几乎无影响。其在治疗中的主要作用是"防止结核分枝杆菌发生抗药性"。因此，本品不宜单独使用，应与其他抗结核药合用。主要不良反应有视神经损害、末梢神经炎、变态反应等。

5.链霉素（streptomycin，SM）

链霉素（streptomycin，SM）为氨基糖苷类抗生素，仅对吞噬细胞外的结核分枝杆菌有杀灭作用，为半效杀菌药。主要通过干扰氨酰基-tRNA 和核蛋白体 30S 亚单位结合，抑制 70S 复合物的形成，抑制肽链延长、蛋白质合成，致细菌死亡。此药虽不易透过血-脑屏障，但对炎症性脑膜易透过，故适用于 TBM 的急性炎症反应时期。用药期间密切观察链霉素的毒性反应（第Ⅷ对脑神经损害如耳聋、眩晕、共济失调及肾脏损害），一旦发现，及时停药。

抗结核治疗选用药物的注意事项：①药物的抗结核作用是杀菌还是抑菌作用。②作用于细胞内还是细胞外。③能否通过血-脑屏障。④对神经系统及肝肾的毒性反应。⑤治疗 TBM 的配伍。

药物配伍常用方案：以往的标准结核化疗方案是在 12～18 个月的疗程中每天用药。而目前多主张采用两阶段疗法（强化阶段和巩固阶段）和短程疗法（6～9 个月）。

WHO 建议应至少选择 3 种抗结核药物联合治疗，常用异烟肼、利福平和吡嗪酰胺，耐药菌株需加用第 4 种药如链霉素或乙胺丁醇。利福平不耐药菌株，总疗程 9 个月已足够；利福平耐药菌株需连续治疗 18～24 个月。目前常选用的方案有 4HRZS/14HRE（即强化阶段的 4 个月联用异烟肼、利福平、吡嗪酰胺及链霉素，巩固阶段的 14 个月联用异烟肼、利福平及乙胺丁醇），病情严重尤其是伴有全身血行结核时可选用 6 HRZS/18HRE（即强化阶段的 6 个月联用异烟肼、利福平、吡嗪酰胺及链霉素，巩固阶段的18 个月联用异烟肼、利福平及乙胺丁醇）进行化疗。由于中国人为异烟肼快速代谢型，成年患者 1 天剂量可加至

900～1 200 mg,但应注意保肝治疗,防止肝损害,并同时给予维生素 B_6 以预防该药导致的周围神经病。儿童因乙胺丁醇的视神经毒性作用、孕妇因为链霉素对听神经的影响,应尽量不选用。因抗结核药物常有肝肾功能损害,用药期间应定期复查肝肾功能。

近年来,国内外关于耐药结核菌的报道逐年增加,贫困、健康水平低下、不规则或不合理的抗结核治疗、疾病监测和公共卫生监督力度的削弱是导致结核分枝杆菌耐药产生的主要原因。目前全世界有 2/3 的结核病患者处于发生耐多药结核病(MDR-TB)的危险之中。我国卫生部调查2002 年的获得性耐药率为17.1%,初始耐药率为7.6%。如病程提示有原发耐药或通过治疗发生继发耐药时,应及时改用其他抗结核药物。WHO 耐多药结核病治疗指南规定:根据既往用药史及耐药性测定结果,最好选用4～5 种药物,其中至少选用 3 种从未用过的药物,如卷曲霉素(CPM)、氟喹诺酮类药(如左氧氟沙星)、帕司烟肼(Pa)、利福喷汀、卡那霉素等。可在有效的抗结核治疗基础上,加用各种免疫制剂[如干扰素(IFN)、白介素-2(IL-2)等]进行治疗,以提高疗效。

(三)辅助治疗

1.糖皮质激素

在有效抗结核治疗中,糖皮质激素具有抗炎、抗中毒、抗纤维化、抗过敏及减轻脑水肿作用,与抗结核药物合用可提高对 TBM 的疗效和改善预后,因此对于脑水肿引起颅内压增高、伴局灶性神经体征和蛛网膜下腔阻塞的重症 TBM 患者,随机双盲临床对照结果显示,诊断明确的 TBM 患者,在抗结核药物联合应用的治疗过程中宜早期合用肾上腺皮质激素药物,以小剂量、短疗程、递减的方法使用。常用药物有:地塞米松静脉滴注,成人剂量为 10～20 mg/d,情况好转后改为口服泼尼松 30～60 mg/d,临床症状和脑脊液检查明显好转,病情稳定时开始减量,一般每周减量 1 次,每次减量2.5～5 mg,治疗 6～8 周,总疗程不宜超过 3 个月。

2.维生素 B_6

为减轻异烟肼的毒性反应,一般加用维生素 B_6 30～90 mg/d 口服,或 100～200 mg/d 静脉滴注。

3.降低脑水肿和控制抽搐

出现颅内压增高者应及早应用甘露醇、呋塞米或甘油果糖治疗,以免发生脑疝;抽搐者,止痉可用地西泮、苯妥英钠等抗癫痫药。

4.鞘内注射

重症患者在全身用药时可加用鞘内注射,提高疗效。多采用小剂量的异烟肼与地塞米松联合应用。药物鞘内注射的方法:异烟肼 50～100 mg,地塞米松 5～10 mg,1 次注入,2～3 次/周。待病情好转,脑脊液正常,则逐渐停用。为减少蛛网膜粘连,可用糜蛋白酶 4 000 U、透明质酸酶 1 500 U 鞘内注射。但脑脊液压力较高者慎用。抗结核药物的鞘内注射有加重脑和脊髓的蛛网膜炎的可能性,不宜常规应用,应从严掌握。

(四)后遗症的治疗

由于蛛网膜粘连所致脑积水,可行脑脊液分流术。脑神经麻痹、肢体瘫痪者,可针灸、理疗,加强肢体功能锻炼。

第 七 章

神经系统疾病的手术治疗

第一节　脑血管畸形手术

脑血管畸形是胚胎早期阶段的先天性血管发育异常,根据其形态的不同可分为5类,即动静脉畸形、静脉血管瘤、静脉曲张、毛细血管扩张症和海绵状血管畸形。在脑血管畸形中以动静脉畸形最为常见。脑血管畸形又称血管瘤、脑动静脉血管畸形。它不是真正的肿瘤,但习惯上常把它包括在颅内肿瘤内,占1.5%～4%。脑动静脉血管畸形手术目的是防止再出血,解除癫痫、治疗或改善神经系统功能障碍。

一、适应证

(一)患者有下述情况之一,而造影检查确定畸形血管可以切除者

(1)自发性蛛网膜下腔出血史。

(2)癫痫频发,药物治疗效果不佳者。

(3)有进行性神经系统定位性损害症状或智力减退者(盗血综合征)。

(4)合并颅内血肿或颅内高压者。

(5)颅内血肿已形成(非高血压脑出血常见体征)脑疝者。

(二)可采用下列手术方法治疗者

1.血肿清除术

该术式适用于出血后有血肿的患者。如患者情况良好,可于术前行脑血管造影,术中同时做畸形血管切除,术后再次行脑血管造影,考虑海绵状血管畸形,术中仔细探查血肿壁,多能发现畸形血管予以切除。如病情危重,若未能发现血管畸形,可先清除血肿,待病情恢复后行脑血管造影,再行二次手术作病变切

除术。

2.畸形血管切除术

该术式适用于有过出血,特别是反复出血者;由于脑盗血现象产生进行性轻偏瘫等进行性脑功能障碍及有顽固性癫痫发作而药物难以控制者。

3.供应动脉结扎术

该术式适用于深在病变,涉及重要结构如脑干、深部大静脉等。但有多条供应动脉,仅结扎其中1~2条,不一定能起到治疗作用。

4.人工栓塞术

该术式适用于广泛或多发性病变不能切除者,或适用于广泛血管畸形切除术前,作为一种预备性手术。

二、禁忌证

(1)均为相对禁忌证,随着技术的改进,其中有些病例仍可手术治疗。

(2)脑深部、内囊、基底核、脑干等处的动静脉畸形。

(3)广泛性或多发性动静脉畸形。

(4)无症状者。

(5)60岁以上老年,伴有心、肾、呼吸系统严重疾病者。

三、术前准备

(1)由于有多发的可能,术前应作全脑血管造影或双侧颈动脉造影,或按畸形血管部分推测,加做椎动脉造影。典型的脑动静脉畸形包括供应动脉、畸形灶及引流静脉三部分。通过造影应查清供应动脉来源及引流静脉走向,畸形灶的部位及范围,有无血肿的并发症,以及患者有无它处畸形等,才能制订出完善的手术计划,也是手术成功的关键。

(2)对于复杂的动静脉畸形,为了对付术中大出血,备血要充足(较大的动静脉畸形应备血1 500~2 000 mL),止血的药物及器械亦需备全。术前做好两处静脉输液通道,备好动脉输血器械。按全麻术前给药。

(3)如有条件,手术应在可以造影的手术台上进行,以便必要时术中造影。

(4)对于脑出血形成脑疝者,血肿位于非高血压脑出血常见部位,应备血充足,做切除畸形血管准备。

四、麻醉

如病灶浅而小,估计术中易于处理者,可用局麻。对较复杂的动静脉畸形,手术最好在气管插管全麻下进行。对于复杂而困难的脑动静脉畸形可以在显露畸形血管时即予降压,并在整个手术的主要过程中使收缩压定在 10.7~12.0 kPa (80~90 mmHg)。

五、手术步骤

(一)准备性手术

对于颈动脉及其分支主干为脑动静脉畸形供应动脉的手术,术中欲控制颈动脉血液供应时,取仰卧位,头部转向健侧。局麻后,在甲状软骨平面,沿胸锁乳突肌前缘作纵形切口。切开颈阔肌,向外拉开胸锁乳突肌,切开颈动脉鞘,分离出颈内动脉,用胶皮圈绕过,但暂不阻断其血流。切口塞入干纱布保护好,以备术中必要时暂时控制出血。

(二)体位、切口(以较多见的大脑半球额顶叶病灶为例)

患者侧卧,做额顶部大马蹄形切口,前方应能显露中央前回,并把整个病灶包括在手术视野中,切口中线在矢状线上,以便显露大脑半球纵裂。

(三)开颅

按头皮颅骨瓣开颅常规处理,但要注意以下几点:①头皮、颅骨出血较多,有时像脑膜瘤,故头皮要分段切开,认真电凝止血;头皮和骨瓣可分别翻开。②如中央前回的粗大血管与硬脑膜明显粘连,不要勉强掀开,可以留下小块硬脑膜。③如掀开骨瓣时已经撕破血管,可用小块肌肉或吸收性明胶海绵压迫,并缝合于硬脑膜上,不可结扎血管,否则术后可发生偏瘫或癫痫。④头皮骨瓣形成后,将骨窗边缘出血处涂以骨蜡,渗血的静脉及蛛网膜颗粒用吸收性明胶海绵加脑棉覆盖,可止血和预防气栓形成。

(四)鉴定中央回及供血动脉

单凭解剖位置来确定运动区还不够准确,可用电刺激器来鉴定。主要供血动脉直径比正常动脉粗,血管壁比畸形血管壁略厚,血管内主要系动脉血,符合造影片上的定位,可根据以上条件来确定。但有时由于动、静脉血相混,血管壁本身也具缺陷,无法确定时,可用小镊子或动脉瘤夹夹住血管,观察片刻。如系动脉,其远端将变为静脉血;反之,如系静脉血,则无此改变。

(五)结扎供血动脉

确定动静脉畸形在大脑皮质的范围及供血动脉后,用动脉瘤夹夹住或丝线结扎供血动脉,但应保留供应前中央回区域的血管。如主要供血动脉来自大脑中动脉,可先把侧裂小心分开,显露大脑中动脉,上血管夹暂时控制血运 6～8 分钟,迅速分出其供应血管瘤的分支,上动脉瘤夹后切断,然后放开小血管夹。总之,应尽量把主要供血动脉结扎,而且越靠近血管瘤越好。此时,应可见到血管瘤变小及血管瘪缩,如未瘪缩,应考虑深部尚有主要供血动脉,分离时应注意显露并予处理。

(六)分离血管瘤

在紧贴血管瘤的外周,电凝及切开皮层 3～4 mm 深(已上动脉瘤夹的动脉应予以切断)。应用脑压板(深部要用带灯脑压板或冷光源)及吸引器在直视下小心地边分离边吸引,但绝不能盲目乱掏,以免引起汹涌出血。遇到较大血管,常用动脉瘤针带线作双重结扎后切断。也可双侧上动脉瘤夹在中间电凝并切断。再逐步把畸形灶分离翻转,找到深部主要供血血管,牢固结扎后切断,即可摘除脑动静脉畸形。

(七)瘤腔止血

血管瘤取出后,将活动性出血点用双极电凝止血。然后放入一层止血纱布,上面加盖湿脑棉,用吸引器吸引,使止血纱于瘤腔壁附着,待几分钟后,细心、缓慢地将脑棉掀起,渗血处耐心细致地用双极电凝分别止血。如此反复处理,出血即会停止。关颅前把生理盐水充满瘤腔,并再次观察有无渗血;如有,则继续处理,直至放在瘤腔内的生理盐水保持澄清,并在撤去降压药复压后或压迫颈静脉仍不出血为止。

(八)关颅

紧密缝合硬脑膜,颅骨窗缘硬脑膜悬吊缝合。颅骨窗内硬脑膜过分松弛时,可做一硬脑膜悬吊线,从颅骨瓣相应部位钻一小孔,将悬吊线引至颅骨外,于骨膜缝合结扎,以尽量消灭硬脑膜外间隙,减少术后血肿形成的机会。硬脑膜下和硬脑膜外各放一引流管并另做切口引出。

六、术中注意事项

(1)手术计划应周密稳妥,一般原则是术前行 DSA 检查。开颅后先设法找出其供应动脉,予以结扎,在切除畸形灶后再处理静脉。如患者情况恶化,即可停止手术,术后也可减轻症状。脑动静脉畸形的静脉内充有动脉血而变红色,有时不易和动脉鉴别,此时误把静脉结扎,势必引起血管瘤更充血,甚至使管壁较薄的静脉胀破而出血。

（2）大出血：脑血管畸形切除时，大出血的可能性是经常存在的，应按预定手术计划，在直视下细致操作，尽可能避免出血；如一旦发生出血，其主要原因往往是供血动脉未能妥善处理，此时，应根据造影片及术前计划显露供血动脉的主干（如大脑中动脉、大脑前动脉等），并用血管夹或动脉瘤夹控制。为了减少在显露供血动脉主干过程中继续出血，可请助手把绕过颈内动脉的胶皮圈收紧，暂时阻断颈内动脉血流，但时间越短越好，如一时不能解决问题，可间断放松胶皮圈，以免时间过久，使脑组织缺血；或可把血压降至 10.7～12.0 kPa（80～90 mmHg）收缩压。如供血动脉显露不良时，术者可用手指把已分出的血管瘤紧紧捏住，沉着而迅速地沿血管瘤分离，边分离边上动脉瘤夹止血或双击电凝烧灼；助手则用吸引器清理手术野。把主要供血动脉结扎后，出血多可停止，同时应按估计失血量加快输血。但这是一种不得已才采取的措施。

另一种大出血是正常灌注压突破综合征引起的，虽然少见，但如处理不当，常会使手术失败。当血管瘤供应动脉粗大时，动脉血经畸形灶血管直接导入静脉，使动脉内压降低及静脉内压升高，病变附近脑血管长期处于极度扩张及低压状态，使脑血管自动调节功能丧失。病变切除后，该区域的脑血管流量将随脑灌注压的上升而增加，导致正常灌注压突破综合征，表现为脑组织的急性肿胀、渗血甚至广泛出血。处理方法是延长降血压的时间，并增加降血压的幅度。如血管瘤位于额极、颞极等非重要功能部位，也可作广泛的脑叶切除，直至脑组织不再渗血或出血。

（3）休克：主要由于大出血所致，术中减少失血及等量输血是根本的预防方法。但如休克已经很重，输入足量全血仍不见迅速好转时，还要注意采取以下措施。①输入平衡液 1 000 mL，再输入低分子（分子量 10 000～40 000）右旋糖酐500～1 000 mL，以便扩大血容量；最近有采取氟碳人造血液，每次可输入 500～1 000 mL，但有类变态反应，过敏体质者一般不宜输入。②增加心收缩效应（可用异丙基肾上腺素或多巴胺等）。③充分给氧。④适当降温。⑤应用大量激素（如静脉输入地塞米松等）。⑥注意弥散性血管内凝血的可能，并给予必要的检查及处理。

（4）术中找不到病灶：深部或较小的血管畸形有时不易寻找，因此，术前要认真分析和定位，选择正确的手术入路，术中应沿供应动脉耐心细致地追踪探查。如一条主要供应动脉的小病灶，有时单纯结扎该动脉也可收到满意效果。必要时可用带有银夹的脑棉片（需黑丝线扎住，以防遗漏在切口内）塞入病灶附近处，在手术台上做正、侧位脑血管造影，判定病灶和银夹的距离以助寻找。

(5)因颅内出血致脑疝而行紧急开颅手术的血管畸形患者,应以清除血肿、解除脑疝压迫、抢救生命为主要目标。术中如能发现血管畸形,则按上述要求步骤处理。如血管畸形范围广泛且供应动脉来源不清,则不可盲目切除血管畸形,以防导致大出血,危及患者生命。待患者情况稳定后,再行脑血管造影明确诊断,进行二次择期手术,切除血管畸形。

七、术后处理

严密观察生命体征,注意有无颅内血肿、休克、脑水肿的发生,并作相应处理;对于术后继续降低血压以治疗正常灌注压突破综合征者,更应有专人治疗及护理,直至血压恢复正常。

第二节 高血压脑出血手术

一、开颅血肿清除术

分为成形骨瓣开颅和颞肌下减压切除骨窗开颅两种方法,为常规开颅术式。

(一)适应证及禁忌证

1.病情分级

根据术前意识状态和主要体征分为 5 级。

1 级:神志基本清楚,嗜睡,可采用非手术治疗,继续观察。

2 级:神志朦胧或嗜睡,瞳孔等大,不同程度失语及偏瘫,可先行非手术治疗,如症状进展、恶化则手术。

3 级:浅昏迷,瞳孔等大或轻度不等大,肢体不完全或完全瘫痪,行手术治疗。

4 级:中度昏迷,患侧瞳孔散大,对侧肢体偏瘫,急症手术,辅以内减压或内外减压。

5 级:深昏迷,患侧或双侧瞳孔散大,去脑强直,濒死状态,应放弃手术。

2.CT 扫描结果评估(按出血部位及血肿量)

(1)壳核出血:是外科手术治疗的主要对象,按多田提出的血肿量计算公式 [T＝L(长轴)×S(短轴)×Slice(层面厚度)],血肿＞50 mL 者积极手术,30～

50 mL者可以选择手术,30 mL以内者非手术治疗。

(2)丘脑出血:以非手术治疗为主,手术选择要十分慎重。出血量在20 mL以上,且破入脑室形成梗阻,病情进展者,可选择手术治疗。

(3)脑叶出血:超过50 mL,或血肿累及或压迫功能区者予以手术,该类型患者手术效果较好,往往可恢复工作。

(4)小脑出血:为手术的绝对适应证,出血量在10 mL左右即应手术。

(5)脑桥出血:采用非手术治疗。

(6)血肿破入脑室且引起梗阻者应积极手术治疗。

3.患者一般情况

年龄不是手术绝对禁忌证,血压收缩压在26.7 kPa(200 mmHg)以下,稍有或无并发症,重要脏器无严重疾病者,可为手术选择对象,应灵活掌握。但高龄也有手术成功者。

除上述条件外,对诊断不明、年轻患者出血部位表浅或位于非高血压脑出血常见部位、CT扫描血肿呈混乱密度,不能除外脑血管畸形者,术前应先行脑血管造影,明确诊断后再行手术。

手术时机:凡具有手术适应证者,手术越早越好,一般在24～48小时内进行手术,尽量争取超早期手术(发病后7小时内)。

(二)术前准备

除常规开颅术前准备及备血外,要围绕高血压并发症做必要的检查,如心电图、肾功能检查等。

(三)麻醉

应选择行气管插管全麻。术中麻醉要平稳,避免血压增高或颅压升高。

(四)手术步骤

(1)开颅:按照CT或其他检查方法定位,作相应马蹄形切口或改良翼点入路切口,作成形骨瓣,或咬除颅骨。前者显露充分,后者快速,负担较轻,术后自然形成外减压。

(2)切开皮层、清除血肿:典型的基底核外侧型血肿手术,多采用颞上回或颞中回前中部入路。一般深入5 cm即可达血肿腔。亦有分开外侧裂,经岛叶进入血肿者,此入路皮质损伤轻,但要避免损伤侧裂血管。清除血肿后有时可见豆纹动脉仍有活动性出血,最好在手术显微镜下止血,只夹闭出血的分支血管,以保证其主干不受损伤。深入5～7 cm达血肿腔者多为基底核内侧型血肿。手术中应尽可能不要损伤血肿壁,附着在血肿壁上的少量血块不要强求清除。尤其在深部内侧型血肿更要避免盲目用电凝止血,破入脑室的血肿应清除,但应采用额中回或顶叶入路,切开皮层,清除脑室内血肿后,再通过侧脑室壁血肿穿破处清除内残余血肿,术后行脑室引流。

(3)手术结束时应使血压回升至原来水平,检查止血时应彻底。根据术中颅内压力情况决定是否行内减压或去骨瓣等减压。

(4)关颅与缝合:同常规开颅术。

(五)术中注意事项

(1)脑叶血肿开颅时,应在血肿最接近皮层的部位手术。

(2)脑皮层造瘘切口以能满足清除血肿为度,不可过多切开或牵拉。

(六)术后处理

为保持呼吸道通畅,必要时作气管切开,控制血压,防止再出血,行抗脑水肿治疗。

二、立体定向吸引术

立体定向吸引手术为应用立体定向仪定位、钻孔、脑内穿刺置入吸管吸除脑内血肿的方法。吸除血肿的方法有用空注射器徒手吸收(只能吸除血肿液化之部分)和为能吸除血肿用阿基米德钻及 CUSA 等。由于本法患者负担较轻,适用于年老体衰、并发症多的高血压脑出血患者。但因为是一种立体定向手术,需要立体定位仪及 CUSA 或阿基米德钻等特殊设备和专门技术。

(一)适应证

可较开颅术的适应证有一定程度放宽,基本上适用于各部位及除 1 级以外各期的高血压脑出血患者,尤其适用于深部基底核区及丘脑的血肿,也有用于小脑血肿,以至脑干血肿的报告。但对于皮质大型血肿要小心除外脑血管畸形所致的出血。从血肿量考虑,一般 30 mL 以下内科保守治疗,30～100 mL 行吸引术,100 mL 以上行开颅术,丘脑以 20 mL、小脑以 10 mL 为度,尚有报告为改善功能预后,用于内囊附近的小血肿亦取得好效果者。

手术时机:主张 24 小时至 3 天为宜,特别是发病 24 小时后 CT 复查血肿无进行性增大者,因为吸引术并非直观下操作,不能止血,超早期或有活动性出血者术后有再出血的危险。

(二)手术步骤

先于手术室钻孔缝合后送至 CT 室,安装立体定位仪,按血肿中心的靶心及钻孔部位的坐标求两点直线的角度(方位角及仰角)和穿刺距离。确定这一角度后,按穿刺针通过的 2 个层面求两点的坐标,并确定两点连线和通过手术靶点平面的交点,若此交点的坐标和血肿靶点有差距,即为其误差。如误差大,则应在进一步修正穿刺针的角度后才可行穿刺吸引,吸除量一般为血肿测算量的 60%～70%。术后血肿腔内置入导管,必要时再辅以尿激酶化学溶解引流治疗,通常 3～4 天内可全部清除血肿。

(三)术中注意事项

(1)为减少脑组织损伤要控制负压。单纯吸除血块需 9.3 kPa 负压,血肿液化者仅需 2.7～5.3 kPa 负压即可吸除。

(2)术中血压最好控制在正常范围,或高血压降低至原血压的 20%～30% 或降至年龄＋12 kPa 以下,一般认为血压 14.7～21.3 kPa(110～160 mmHg)就会增加再出血的发生率。

(四)术后处理

主要是观察再出血的可能。一旦发生,可再吸引或开颅清除血肿。

三、简易定向、锥颅脑内血肿碎吸术

常规开颅术式对高血压、年老体衰、并发症多的患者手术负担较重,死亡率亦高(20%～80%),手术适应证较为严格。简易定向血肿碎吸术可减轻患者负担,是作者近来简化和发展了立体定向吸引治疗高血压脑出血的一种术式(图 7-1)。

(一)适应证

由于本术式简易,适用于年老体衰,多并发症患者,尤其适用于丘脑等深部血肿,也可用于其他类型的血肿,和开颅术比较无论在病期、血肿量、出血部位及年龄条件上均可较大地扩大手术适应证。但对已有脑疝形成或 4 级的患者,如需术后去骨片减压者仍以开颅血肿清除为宜。对 5 级患者如家属要求也可试用本法,待好转为 4 级或 3 级再酌情进一步开颅手术,如无好转则放弃手术。

(二)术前准备

剔发,可不备血。

(三)麻醉

局麻。

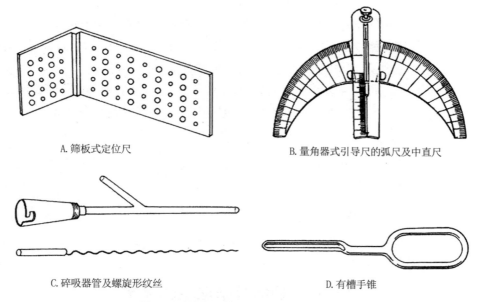

A. 筛板式定位尺   B. 量角器式引导尺的弧尺及中直尺

C. 碎吸器管及螺旋形纹丝   D. 有槽手锥

图 7-1 简易定向锥颅,脑内血肿碎吸器

(四)手术步骤

(1)准备简易筛板定位尺、量角器式定向尺、有槽手锥及颅内血肿碎吸器。

(2)按 CT 片 O-M 线上各层面血肿前后缘的厘米数,将血肿图形移植到定位尺的筛板上,然后将筛板框架放于患侧头颅的额颞部,此时筛板下缘要对准 O-M 线,额侧纵向对准矢状线,之后即可将筛板上的血肿图形转画到患者头皮上。血肿穿刺点一般选择血肿中心至头皮的垂直最短距离处,但如该处脑皮质有血管或重要脑中枢,则用量角器式导向尺改选穿刺点及方向,方法为将导向尺的中直尺对准血肿中心距头皮的垂直最短距离线,并缩回与此线相同的厘米数,此时血肿中心即落在导向尺的弧尺的圆心上,在此弧尺上的任一点及方向均可刺中血肿中心。

(3)穿刺点头皮常规消毒,局麻,用有槽手锥锥颅,如有阻力减低或落空感即停钻。先用针芯圆钝的脑针在手锥槽沟中按 CT 深度试穿,证实刺入血肿后再经槽沟置入或导入碎吸器管至同样深度之后,退出管芯,安装螺旋绞丝至碎吸器管中,即可开始边打碎边吸除血块的操作。

(五)术中注意事项

(1)术中负压要控制在 0.03～0.04 kPa 以减少外周正常组织损伤。

（2）操作中要点吸或间断吸引，避免持续吸引。

（3）术中要密切观察吸出的标本是陈旧性血抑或新鲜血或脑组织。

（4）操作中吸管可适度活动，但要保证在血肿腔内操作，不能超过预定深度或头皮标志的血肿范围，以防损伤外周正常脑组织。

（5）当吸出的陈旧血为 CT 片上测算的血肿量 70％左右时，即应停止吸引，退出碎吸器管，埋入硅胶管行术后引流。也可配合注入尿激酶溶解引流残血。

（六）术后处理

（1）主要为注意再出血的发生，如症状加重，要及时复查 CT，如有再出血，或二次吸引或开颅血肿清除。

（2）引流管加强无菌操作及使用抗生素。

第三节　缺血性脑血管病手术

一、颅内-颅外动脉吻合术

现在进行的各种各样的颅内外搭桥手术，都是从颞浅动脉-大脑中动脉吻合术发展而来的，手术技术是血管吻合的基本技术。

（一）适应证

（1）颈部手术不可及（颈内动脉病变在乳突与下颌角连线以上）的颈内动脉狭窄或闭塞，伴侧支供血不足，有脑缺血症状者。

（2）脑底异常血管网（烟雾病）。

（3）大脑中动脉狭窄或闭塞，因侧支供血不足，有脑缺血症状者。

（4）颈或脑部手术需阻断脑部主要供血动脉者。

（二）禁忌证

（1）不能耐受手术者。

（2）有严重神经功能障碍。

（3）虽有颈内动脉或大脑中动脉狭窄或闭塞，但侧支循环良好，无神经症状。

（三）术前准备

（1）全脑血管造影，全面了解脑血管狭窄和闭塞情况及侧支循环状态。

（2）了解作为供血血管的颞浅动脉的分布情况。

（四）麻醉

全麻。

（五）手术步骤

（1）患者取仰卧位,肩下垫枕,头偏向对侧。用手摸出或用多普勒超声探出颞浅动脉主干及分支的位置,并在头皮上将其走向画出。皮肤切口如图所示,做包括供血动脉的 U 形皮瓣(图 7-2)。

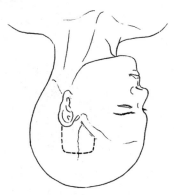

图 7-2 皮肤切口

（2）以外耳道上方 6 cm 为中心,做纵行略长 4 cm×3 cm 游离骨瓣(图 7-3)。

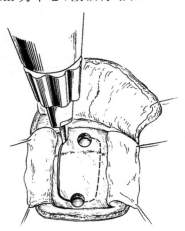

图 7-3 做游离骨瓣

（3）切开硬脑膜,显微镜下(16～20 倍),选术前决定的直径＞1.5 mm 皮质动脉作为受血动脉,剪开表面的蛛网膜(图 7-4)。

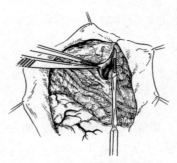

图 7-4　尖刀切开硬脑膜

（4）分离出 10～15 mm 的一段，小的分支用双极电凝切断，使动脉从皮质表面分开，在动脉和皮质间放一小块带色的橡皮片，保护皮质并使视野清楚（图 7-5）。

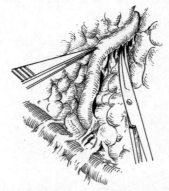

图 7-5　剪开血管与脑组织间的蛛网膜

（5）在翻开的头皮帽状腱膜的内侧面找到颞浅动脉的后支，在显微镜下先在颞浅动脉后支主干腱膜上做一小口，由近端向远端，用双极电凝和显微剪刀剥离，一般剥离 70～80 mm（图 7-6）。

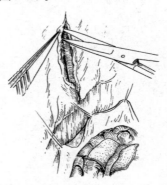

图 7-6　游离血管

(6)在游离的颞浅动脉中间,用 Yasargil 临时阻断夹临时夹住,切断,断端用肝素盐水冲洗管腔,切除断端软组织。用 3‰罂粟碱液棉片覆盖,防止干燥和动脉痉挛(图 7-7)。

(7)在已剥离的受血动脉上 Yasargil 临时阻断夹,把端-侧吻合部用镊子抓住,用弯显微剪刀剪开管壁,做开口部为供血血管长径的 1.2 倍,做成椭圆形(通常 2 mm),受血血管管腔肝素盐水冲洗(图 7-8)。

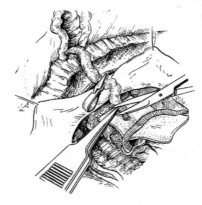
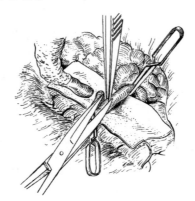

图 7-7 游离颞浅动脉   图 7-8 受血动脉的处理

(8)端-侧吻合的角度不应超过 45°,用 10-0(小儿烟雾病用 11-0)单股无损伤尼龙线首先在长轴两端缝合,作为固定线,要求对合准确(图 7-9)。

(9)在两个固定缝线之间,各缝合 4~5 针,每针线长 4~5 cm,不打结,一侧所有缝线缝完后,确认管腔,针间距均匀,内膜对合良好,再次冲洗管腔至干净,依次结扎缝线(图 7-10)。

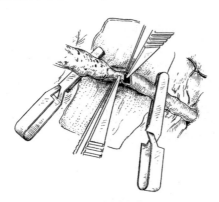
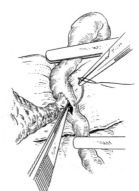

图 7-9 端侧吻合   图 7-10 血管吻合缝合

(10)同样进行对侧操作,在结扎最后一根缝线前,把管腔用肝素盐水冲洗干净,排出空气,充分灌满。依次开放皮质动脉远端,近端,及颞浅动脉的动脉夹,如有吻合口渗漏,用小棉片轻压,数分钟多可自行停止。如有喷射性漏血,需再补缝一针(图7-11)。

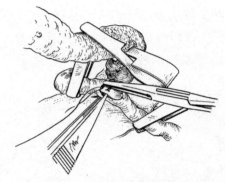

图 7-11　对侧血管吻合缝合

(11)硬脑膜间断缝合,留下缺口供颞浅动脉宽松通过。固定骨瓣,在骨瓣颞浅动脉经过处咬一缺口,间断缝合颞肌及筋膜,注意不要压迫颞浅动脉,逐层关颅术毕(图7-12)。

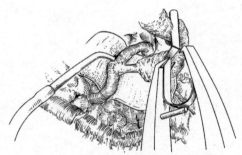

图 7-12　硬膜间断缝合,注意血运情况

(六)术后处理

(1)生命体征观察,意识,肢体活动。

(2)注意出入液体量,维持良好的灌注压,口服阿司匹林预防血栓。

(3)术后两周左右造影复查,造影时选择颈外动脉造影。

二、颈动脉内膜剥脱术

根据人群调查结果显示,大约22%的缺血性卒中是由颅外颈动脉狭窄病变所导致。颈动脉内膜剥脱术目的是改善颈动脉狭窄引起的血流低下,或者预防动脉粥样硬化栓子脱落引起的梗死。

(一)适应证

颈动脉狭窄段位于下颌角与乳突尖连线下方。

(1)无症状性颈动脉狭窄患者:狭窄程度在 60%～100% 的无症状颈动脉狭窄患者,手术须由围术期卒中发生率和病死率＜3% 的医师来施行。

(2)症状性颈动脉狭窄患者:对于 6 个月内有过短暂性脑缺血发作(TIA)或缺血性脑卒中,且同侧颈动脉高度狭窄(70%～99% 的狭窄,或内径 2 mm 以下)的患者,手术可由围术期卒中发生率和病死率＜6% 的外科医师对其施行颈动脉内膜剥脱术(CEA)。

(3)当患者具有双侧颈动脉狭窄病变时,原则上先处理症状严重的一侧,对侧的手术时间应间隔 2 周以上。

(二)禁忌证

(1)持久严重的神经功能缺失。

(2)颈动脉闭塞,闭塞远端动脉不显影。

(3)难以控制的高血压,或 6 个月内有心肌梗死。

(三)术前准备

(1)术前服用阿司匹林的患者,手术当天停用阿司匹林。

(2)调节血压,血压不超过 24.0/13.3 kPa(180/100 mmHg)。

(四)麻醉

全麻。

(五)手术步骤

(1)患者取仰卧位,肩下垫枕,颈部后仰,头稍向病变对侧偏。皮肤切口:沿胸锁乳突肌前缘斜行切开,病变位置高的情况下,延伸到乳突的下方(图 7-13)。

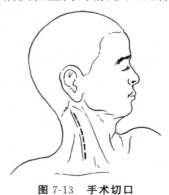

图 7-13 手术切口

（2）切开颈阔肌和颈筋膜，沿胸锁乳突肌前缘分离，暴露颈动脉鞘（图7-14）。

（3）分离颈动脉和颈内静脉前方，为了更好显示术野，切断面静脉（图7-15）。

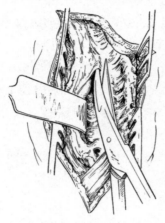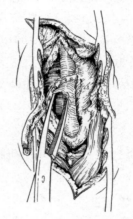

图7-14　分离皮下组织　　　　　　　　图7-15　分离颈动脉鞘

（4）剪开颈动脉鞘，暴露颈动脉及其分支，为了避免颈静脉窦反射，在颈总动脉分叉处，利多卡因浸润后，进一步分离颈动脉（图7-16）。

（5）为了防止血栓或动脉粥样硬化斑块脱落，要轻柔进行颈动脉的分离，将分叉部彻底游离，确认上方的舌下神经非常重要，剥离颈动脉后方时，不要损伤迷走神经及其分支的喉上神经，分离颈总动脉，颈外动脉，颈内动脉，甲状腺上动脉（图7-17）。

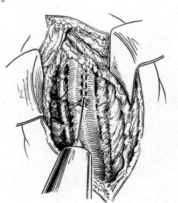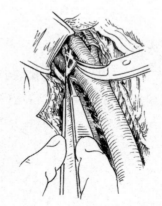

图7-16　血管穿刺　　　　　　　　图7-17　游离颈内与颈外动脉

（6）阻断颈总动脉前，静脉滴注肝素（5 000 U/kg），使全身肝素化，依次阻断颈内动脉，颈总动脉，颈外动脉，甲状腺上动脉（图7-18）。

（7）尖刃刀在颈总动脉前壁切开一小口,用 Potts 剪刀向颈内动脉方向,剪开颈总动脉到颈内动脉斑块远端正常内膜部分(图 7-19)。

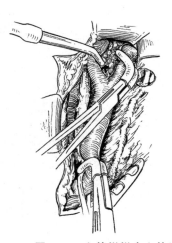
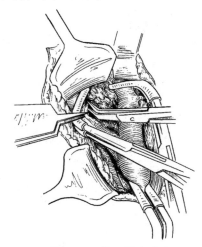

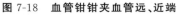

图 7-18　血管钳钳夹血管远、近端　　　图 7-19　剪开颈内动脉

（8）用显微剥离子从颈总动脉向颈内动脉剥离斑块,剥离时一定要在同一层面进行,避免段差出现,修整颈动脉内表面的残余斑块,消除段差,颈内动脉远端残留的部分病变内膜给予缝合固定(图 7-20)。

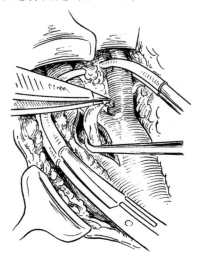

图 7-20　游离颈内动脉斑块

（9）冲洗颈动脉管腔,防止斑块碎屑及空气栓子在开放颈动脉后形成栓塞,6-0 聚丙烯缝线自远端开始连续全层缝合动脉壁切口,缝合应严密,尤其是两端。缝合时勿将外膜带入动脉腔内,以免形成血栓,缝合结扎切口近端最后一针缝线

前,先后暂时松开颈外,颈内动脉控制夹,若血液反流良好,再随即夹闭,助手用肝素盐水冲出动脉腔内气泡,结扎最后一针缝线(图7-21)。

(10)切口缝合结束后,先后撤除颈外及其分支甲状腺上动脉,颈总动脉的控制钳(或夹),约20秒后再撤除颈内动脉控制钳,以确保所有可能残留的组织碎片、气泡冲入颈外动脉(图7-22)。

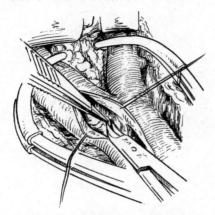 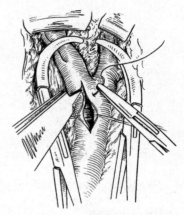

图7-21 彻底处理粥样硬化斑块　　　　图7-22 显微缝合动脉

(11)缝合后颈动脉表面放置止血纱布,防止术后颈动脉缝合处针孔出血,必要时补缝1～2针(图7-23)。

(12)缝合颈动脉鞘,颈阔肌,皮下,皮内缝合皮肤(图7-24)。

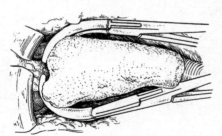 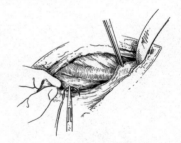

图7-23 颈动脉表面放置止血纱布,防止出血　　　图7-24 缝合皮下组织

(六)术后处理

(1)血压控制:一般收缩压维持在13.3～20.0 kPa(100～150 mmHg),不可过高,也不能过低。

(2)观察生命体征,伤口是否有血肿,神经症状和心血管功能。

(3)术后第24小时应用低分子右旋糖酐,口服阿司匹林等。

参考文献

［1］周衡，郭伟.急诊神经病学［M］.北京：北京大学医学出版社，2020.

［2］何玲.现代临床神经疾病学［M］.天津：天津科学技术出版社，2020.

［3］刘书范.临床实用神经内科学［M］.北京：中国纺织出版社，2018.

［4］李渤，杜平，李恩耀.神经病学［M］.武汉：华中科技大学出版社，2019.

［5］黄樱，钟善全.神经病学［M］.北京：化学工业出版社，2020.

［6］陈哲.常见神经系统疾病诊治［M］.天津：天津科学技术出版社，2020.

［7］贾建平，崔丽英.神经病学［M］.北京：人民卫生出版社，2019.

［8］张立霞，刘文婷，谢江波.神经内科疾病临床诊疗［M］.天津：天津科学技术出版社，2018.

［9］王璇.神经内科诊断与治疗学［M］.西安：西安交通大学出版社，2018.

［10］张东明.临床神经疾病综合诊治［M］.南昌：江西科学技术出版社，2020.

［11］常四鹏.临床神经内科学［M］.天津：天津科学技术出版社，2019.

［12］刘增玲.神经内科常见疾病诊断指南［M］.长春：吉林科学技术出版社，2020.

［13］关欣颖.新编神经内科疾病救治精要［M］.开封：河南大学出版社，2019.

［14］金琦.内科临床诊断与治疗要点［M］.北京：中国纺织出版社，2021.

［15］樊书领.神经内科疾病诊疗与康复［M］.开封：河南大学出版社，2021.

［16］韦颖辉.神经内科疾病诊断与治疗［M］.天津：天津科学技术出版社，2019.

［17］董丽华.实用临床神经病学［M］.北京：科学出版社，2020.

［18］吕传真，周良辅.实用神经病学［M］.上海：上海科学技术出版社，2020.

［19］李杰.神经内科疾病诊断与防治［M］.青岛：中国海洋大学出版社，2019.

［20］黑君华.临床神经内科诊疗学［M］.天津：天津科学技术出版社，2018.

［21］徐敏.神经内科临床诊疗实践［M］.天津：天津科学技术出版社，2019.

[22] 刘丽霞.新编神经内科治疗方案[M].沈阳:沈阳出版社,2020.

[23] 牛奔.新编神经内科诊疗精要[M].天津:天津科学技术出版社,2020.

[24] 庞啸虎,包华,李艾帆.神经内科疾病临床诊治[M].南昌:江西科学技术出版社,2018.

[25] 丁娟.简明神经内科学[M].长春:吉林科学技术出版社,2019.

[26] 刘明.临床神经内科疾病诊疗[M].武汉:湖北科学技术出版社,2018.

[27] 郑世文.临床神经系统疾病诊疗[M].北京:中国纺织出版社,2020.

[28] 李培育,单百会,马晓琳,等.现代神经内科临床精要[M].长沙:湖南科学技术出版社,2018.

[29] 李艳丽,张亚娟,郭森.神经内科疾病诊断与治疗[M].北京:中国纺织出版社,2020.

[30] 曾湘良.神经内科疾病诊疗指南[M].天津:天津科学技术出版社,2020.

[31] 杨金兰.神经内科常见病的治疗[M].南昌:江西科学技术出版社,2018.

[32] 张世生.临床神经内科诊断学[M].沈阳:沈阳出版社,2020.

[33] 尚雨露,徐刚,段志毅,等.神经内科危重症诊断与治疗精要[M].青岛:中国海洋大学出版社,2018.

[34] 张敏.神经病学临床与康复[M].哈尔滨:黑龙江科学技术出版社,2020.

[35] 诸旭.临床神经内科学[M].长春:吉林科学技术出版社,2018.

[36] 杨百元,刘艳,钟成清,等.烟雾病性脑出血与高血压性脑出血特征及预后对比[J].临床与病理杂志,2020,40(11):2881-2887.

[37] 王锁良,王欢,刘延青.原发性三叉神经痛的治疗进展[J].中华疼痛学杂志,2020,16(1):68-74.

[38] 赵久勇,李汰玲.睡眠中抽搐患者常规脑电图和动态脑电图对比观察[J].中国社区医师,2020,36(19):117,119.

[39] 索一君,鲍兵,吴向斌.神经丝轻链蛋白在帕金森病和非典型帕金森病中的研究进展[J].临床神经病学杂志,2020,33(5):390-393.

[40] 李蓉,汪雨萱,黎玉丹,等.抗癫痫药物临床评价指标研究进展[J].卒中与神经疾病,2020,27(4):552-556.